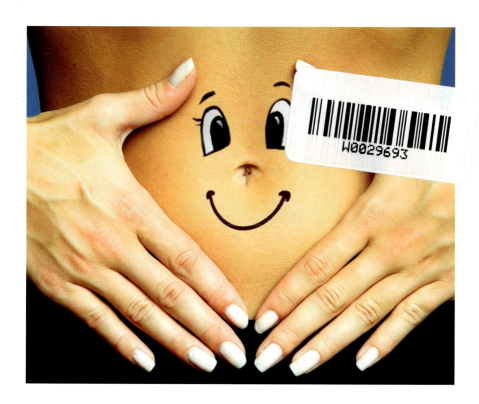

Alle Angaben in diesem Buch wurden nach bestem Wissen erstellt. Die Angaben erfolgen ohne Verpflichtung oder Garantie des Autors und Herausgebers. Er übernimmt keine Verantwortung und Haftung für etwa vorhandene Unklarheiten und inhaltliche Unrichtigkeiten. Die Forschung ist auf diesem Gebiet noch im Fluss.
Die gegebenen Hinweise und Empfehlungen zur Selbsthilfe können bei schweren Erkrankungen den Arzt oder Heilpraktiker nicht ersetzen. Es empfiehlt sich deshalb immer, eine zusätzliche medizinische Diagnose vom Behandler einzuholen und sich von diesem therapeutisch begleiten zu lassen.

1. Auflage 2010
© Copyright Verlag Ernährung & Gesundheit
82266 Inning am Ammersee

ISBN 978-3-927676-21-3

Inhalt

Einleitung 5

Durch dick und dünn –
der Weg durch den Verdauungstrakt 9

Darmanalyse auf einen Blick 17

Bauch- u. Haltungsformen nach Dr. F.-X. Mayr. 19

Das Bauchgefühl – der Darm denkt mit 20

Die Darmflora – Nährboden der Gesundheit 25

Candida-Mykosen: Pilze wachsen nicht nur im Wald . 39

Leaky-Gut - wenn der Darm nicht ganz dicht ist. . . . 53

Probiotika – Helden der Immunabwehr 63

Qualitätskriterien für Probiotika. 69

Prebiotika: Futter für die guten Darmbakterien. . . . 79

Die größten Darmfeinde 85

Antibiotika 91

Nahrungsmittelunverträglichkeiten 95

Inhalt

Fructose-Intoleranz 96

Laktose-Intoleranz 99

Histamin-Intoleranz 102

Zöliakie 106

Allergien 111

Das Reizdarmsyndrom 115

Chronisch-entzündliche Darmerkrankungen 119

Darmkrebs – ein vermeidbares Schicksal 123

Stuhlformen 127

Gutes für den Darm 131

Literatur 140

Studien 142

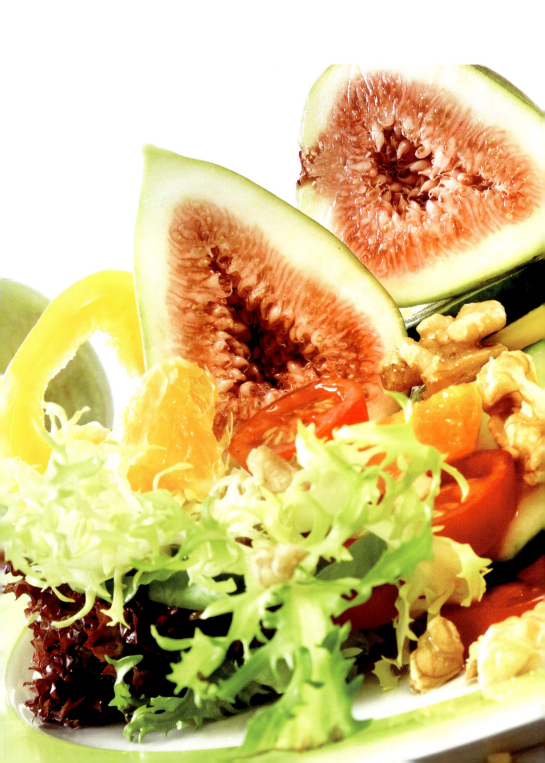

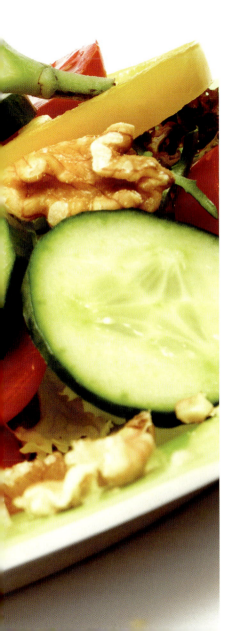

Einleitung

Es soll schmackhaft sein, lecker aussehen und - wenn möglich - auch noch die Gesundheit fördern. Viele setzen ihre Prioritäten, wenn es ums Essen geht, in dieser Reihenfolge. Der weise Satz „Du bist, was du isst" wird gerne verdrängt. Dabei steckt viel Wahres in ihm.

So gern und häufig die meisten Menschen über Kulinarisches reden, über die Themen Darm und Verdauung schweigt sich die große Mehrheit aus.

Einleitung

Wussten Sie...

Rund 80 Prozent unserer Immunabwehr ist im Darm lokalisiert.

Unser Darm hat es keinesfalls verdient, vernachlässigt zu werden – dafür leistet er viel zu gute Arbeit! Und darüber hinaus ist er ein Organ, das einen in Staunen versetzt, je mehr man über ihn weiß.

Die meisten Menschen meinen, der Darm sei einfach „nur" dazu da, unsere Nahrung zu verdauen. Von wegen! Unser flächenmäßig größtes Organ ist ein Multitalent. Und das äußerst gekonnt! Er verdaut Unmengen an Nahrung, kommuniziert mit weiten Teilen unseres Organismus und sorgt dafür, dass fremde Stoffe keine Chance haben, in unserem Körper Schaden anzurichten. Der Verdauungsprofi spielt vor allem im Bereich Immunabwehr eine bedeutende Rolle.

Haben Sie gewusst, dass 80 Prozent unserer menschlichen Abwehrzellen in unserem Darm beheimatet sind? Damit wird unser Verdauungsorgan zur Immunzentrale in unserem Körper und ist so ganz entscheidend für den Erhalt unserer Gesundheit verantwortlich.

Sie sind mehrmals im Jahr erkältungsgeplagt? Sie haben mit Akne oder unreiner Haut zu kämpfen? Nervöse Verstimmungen, Müdigkeit, Schlafstörungen, Entzündungen, Rheuma, Allergien begleiten Sie? Lässt die Darmgesundheit zu wünschen übrig, leidet der gesamte Körper mit.

„Der Schlüssel zur Gesundheit liegt im Darm."

Aare Waerland

Manche Therapeuten gehen davon aus, dass bis zu 90 Prozent aller Erkrankungen mit einem gestörten Darm zusammenhängen. Schon Paracelsus und andere große Naturärzte wussten: „Der Tod sitzt im Darm". Wenn der Darm krank ist, ist der ganze Mensch krank. Positiv ausgedrückt kann man auch sagen: „Der Darm ist die Wurzel unserer Lebenskraft".

Einleitung

Bringen Sie also Ihren Darm in Ordnung! Sie werden mit einem ungeahnten Gefühl des Wohlbefindens, gesteigerter Vitalität und guter Gesundheit belohnt.

Die wirkungsvollste Strategie für einen gesunden Verdauungstrakt ist es, die richtigen Keime im Darm anzusiedeln. Im Darm eines Erwachsenen leben rund 100 Billionen (100 000 000 000 000) Mikroorganismen (Darmbakterien). Wir haben also mehr Bakterien als Zellen in unserem Körper. Man findet im Dünn- und Dickdarm geschätzte 400 - 500 Arten, wobei man „gute" und „schlechte" Arten unterscheidet. Diese „guten" Bakterien unterstützen den Darm in seiner Funktion und können die Darmflora, wie die „Wohngemeinschaft" der verschiedenen Bakterien genannt wird, ins Gleichgewicht bringen. Eine ganze Reihe wissenschaftlicher Studien belegen mittlerweile ihren enormen Nutzen für unsere Gesundheit, der weit über eine Stärkung der Abwehrkräfte hinausgehen kann. Immer mehr geraten Probiotika, wie die guten Keime genannt werden, in den Fokus der Forschung. Sie können nicht nur Beschwerden lindern, sondern sie packen das Übel an der Wurzel.

In diesem Buch zeige ich Ihnen, wie faszinierend ein Blick in unsere Körpermitte sein kann! Sie erfahren interessante Details über die verschiedenen Funktionen des Darms, seine täglichen Verdauungs- und Immunaufgaben und die wichtige Arbeit der gesunden probiotischen Bakterien.

Wissen kann gesund machen! Schaffen Sie die besten Voraussetzungen für ein beschwerdefreies Leben – frei nach dem Motto: „Gesunder Darm - Gesunder Mensch".

> „Der Darm wird allgemein noch stiefmütterlich angesehen und behandelt, auch noch in der Medizin."
>
> **Dr. med. K. Werthmann**

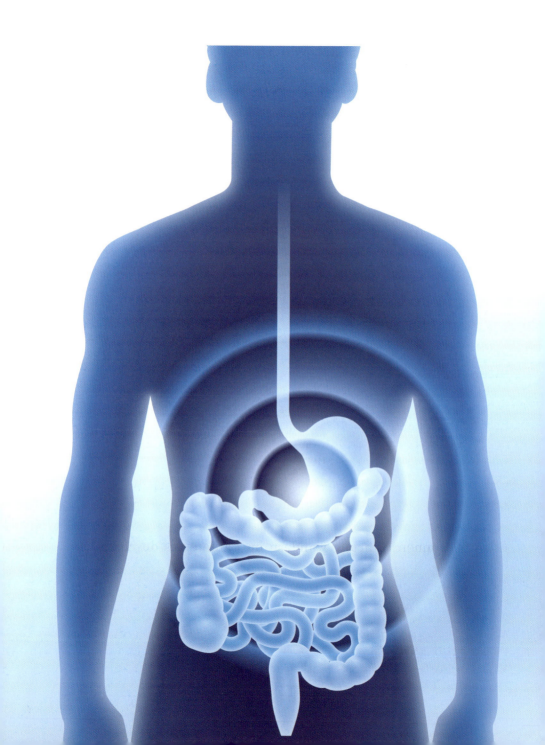

Durch dick und dünn - der Weg durch den Verdauungstrakt

Die Verdauung ist ein Thema, über das die meisten Menschen am liebsten schweigen. Völlig zu Unrecht, denn eine gut funktionierende Verdauung ist die Grundlage für unsere Gesundheit.

Die gesamte Verdauung hat die Aufgabe, die Nahrung zu zerkleinern, bis nur noch einzelne Moleküle übrig bleiben, die in den Blutkreislauf übernommen werden können. So können unsere rund 70 Billionen Zellen mit Nährstoffen, Vitaminen, Mineralstoffen und vor allem mit Energie versorgt werden. Dies ist ein komplexer und höchst interessanter Vorgang.

Schon die Ärzte im alten Indien wussten: „Wir leben nicht von dem was wir essen, sondern von dem, was wir verdauen."

Was nutzt das beste Biogemüse und Vollkornbrot, wenn es nicht richtig verdaut wird? Hier spielt der Darm mit seinen insgesamt 5,5 bis 7,5 Metern Länge die Hauptrolle.

Etwa 50 Tonnen Nahrung wandern im Laufe eines durchschnittlichen Menschenlebens durch unseren Verdauungstrakt - das entspricht etwa der Menge von rund 50.000 Hähnchen. Zudem schleust unser Darm auch noch 60.000 Liter Flüssigkeit und mehrere Kilogramm Bakterien, die wir durch Nahrung, Wasser und Luft zu uns nehmen, durch unseren Körper. Hält man sich diese Zahlen vor Augen, wird schnell klar, welch unglaubliche Verdauungsleistung dieses erstaunliche Organ vollbringt.

Durch dick und dünn - der Weg durch den Verdauungstrakt

TIPP

Denken Sie beim Essen daran: Ihr Magen hat keine Zähne.

„Trink dein Essen und iss dein Trinken"

Mahatma Gandhi

Der Mund - ein wichtiger Vorarbeiter

„Gut gekaut ist halb verdaut". Wer kennt dieses alte Sprichwort nicht? Wie bei so vielen Redensarten steckt auch hierin mehr als ein Körnchen Wahrheit.

Wer meint, unsere Verdauung beginnt erst im Darmtrakt - oder bestenfalls im Magen - der irrt. Bereits in der Mundhöhle, beim Kauen der Speisen, werden die Weichen für einen erfolgreichen Verdauungsvorgang gestellt.

Während die Zähne die zugeführte Nahrung zerkleinern, vermischt sich die Nahrung mit Speichelflüssigkeit und wird dadurch erst schluckfähig gemacht. Außerdem enthält der Speichel Enzyme, die die Nahrung bereits im Mund in kleinere Bestandteile aufspalten. Haben Sie sich nicht auch schon einmal darüber gewundert, warum Brot nach längerem Kauen süßlich schmeckt? Der Grund hierfür ist das Enzym Amylase. Es wird mit dem Speichel ausgeschüttet und hat die Aufgabe, komplexe Kohlenhydrate (z. B. Stärke) in kleine Untereinheiten (z. B. Malzzucker) zu spalten. Übrigens kann man durch den Verzehr verschiedener Gewürze (z. B. Pfeffer, Chili oder Paprika), die Speichelproduktion und damit die Aktivität der Amylase steigern.

Wer ausgiebig kaut, sorgt dafür, dass die Nahrung in kleineren und bereits „angedauten" Portionen in den Magen-Darm-Trakt gelangt und leistet damit eine wichtige Vorarbeit für den gesamten Verdauungsapparat.

Durch dick und dünn - der Weg durch den Verdauungstrakt

Der Magen - ein saurer Zeitgenosse

Nach dem Schlucken nehmen unsere übrigen Verdauungsorgane das Zepter in die Hand. Vom Mund gelangt der Nahrungsbrei über die Speiseröhre in den Magen. Bei einer Art Massage wird die im Idealfall bereits angedaute Nahrung hier ordentlich durchgeknetet und mit Verdauungssäften vermischt. Diese Säfte enthalten Enzyme, die Eiweiße in kleine Stücke (Aminosäuren) spalten. Da diese Enzyme ein möglichst saures Milieu benötigen, um ganze Arbeit zu leisten, stellt der Magen große Mengen an Salzsäure her, die zugleich auch die Nahrung zersetzt und Bakterien abtötet.

Zwischen einer und fünf Stunden wird die Nahrung im Magen „geparkt", bis sie dann in kleinen Portionen weiter in den Dünndarmabschnitt verfrachtet wird.

Sicher haben auch Sie sich nach einem fettreichen Mahl schon einmal darüber beklagt, dass Ihnen das Essen „schwer im Magen liegt". Tatsächlich täuscht der Eindruck nicht, denn die kürzeste Verweildauer im Magen haben die Kohlenhydrate, wohingegen die Fette am längsten im Magen verbleiben.

Bevor aber die einzelnen Nahrungsbestandteile den Magen verlassen können, müssen sie noch an einem Kontrollpunkt, einem kräftigen Ringmuskel, vorbei. Er verteilt seine Passierscheine jedoch nach strengen Regeln. Pro Minute gestattet er nur etwa 1,5 Kilokalorien die Durchreise in den Zwölffingerdarm, einem Teil des Dünndarms. Ist dieser noch nicht bereit für neue Gäste, macht der Ringmuskel am Magenausgang vorübergehend die Schotten dicht und die Nahrung bleibt im Magen. Dort durchläuft sie erneut den Prozess des Durchwalkens und der Vermischung mit Verdauungssäften.

TIPP

Damit Ihr Magen genügend Salzsäure produzieren kann, braucht er Salz. Gehen Sie also mit dem „weißen Gold" nicht allzu sparsam um. Verwenden Sie Meer- oder Kristallsalz. Die Theorie, dass Salz den Blutdruck erhöht, ist umstritten.

Durch dick und dünn - der Weg durch den Verdauungstrakt

Seinen außergewöhnlichen Namen verdankt der Zwölffingerdarm übrigens seiner Länge, die etwa der Breite von zwölf Fingern entspricht.

Der Dünndarm – das „Herz" der Verdauung

„Den Kopf halt kühl, die Füße warm, und pfropfe nicht zu voll den Darm!"

Dr. H. Boerhaave

Der Dünndarm ist wohl der wichtigste Abschnitt im gesamten Verdauungstrakt. Schon seine Länge von rund fünf Metern weist auf seine immense Bedeutung hin. Im Dünndarm wird die Nahrung in kleinste Bausteine zerlegt, so dass diese über die Darmschleimhaut ins Blut und somit in die Zellen gelangen kann.

Die Bauchspeicheldrüse, Leber und Gallenblase sind wichtige Helfer, wenn es darum geht, die zugeführte Nahrung zu zerkleinern und die darin enthaltenen Nährstoffe für den Körper verfügbar zu machen.
Die Bauchspeicheldrüse, auch Pankreas genannt, lehnt sich direkt an den Zwölffingerdarm an. Ihre Aufgabe besteht darin, jeden Tag bis zu eineinhalb Liter Sekret herzustellen, das Enzyme enthält, die Eiweiß, Fett und Zucker spalten können. Nach der Vermischung der Enzyme mit dem Speisebrei wird das Gemisch in den Zwölffingerdarm geleitet.

Auch die bis zu zwei Kilogramm schwere Leber ist maßgeblich an der Verdauungsarbeit beteiligt, denn sie produziert die Gallenflüssigkeit, die anschließend in der Gallenblase gespeichert wird. Von dort wird die Flüssigkeit in den Zwölffingerdarm entlassen, wo sie große Fettstücke in eine feine Emulsion umwandelt.

Jeden Tag produzieren die an der Verdauung beteiligten Organe ca. sieben Liter Verdauungssäfte wie Speichel, Magen- und Gallensaft, Bauchspeichel-

Durch dick und dünn - der Weg durch den Verdauungstrakt

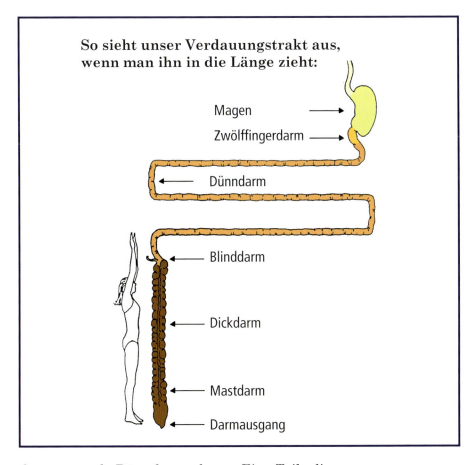

drüsen- und Dünndarmsekret. Ein Teil dieser Verdauungssäfte wird wieder rückresorbiert.

Nachdem der Nahrungsbrei durch die Arbeit von Galle, Pankreas und Leber neutralisiert wurde, gelangt er in tiefere Abschnitte des Dünndarms. Dort werden die Nahrungsbausteine so zerlegt, dass sie die Schleimhaut durchdringen und ins Blut transportiert werden können. Um diese Aufgabe bewältigen zu können, ist die Schleimhaut des Dünndarms mit unzähligen Falten (Kerckring-Falten) und Ausstülpungen ausgestattet.

Durch dick und dünn - der Weg durch den Verdauungstrakt

Auf diesen Ausstülpungen sitzen Millionen Darmzotten mit Mikrozotten. Dieser spezielle Aufbau ermöglicht dem Dünndarm die stattliche Oberflächengröße von etwa 300 m² - in etwa die Größe eines Tennisplatzes.

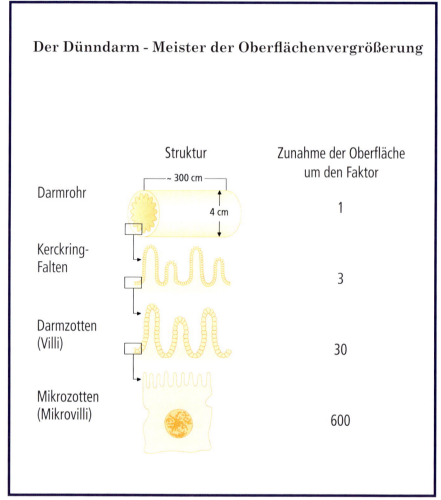

Der Dünndarm - Meister der Oberflächenvergrößerung

	Struktur	Zunahme der Oberfläche um den Faktor
Darmrohr	~ 300 cm, 4 cm	1
Kerckring-Falten		3
Darmzotten (Villi)		30
Mikrozotten (Mikrovilli)		600

Quelle: Probiotika - Hippokrates Verlag

Durch dick und dünn - der Weg durch den Verdauungstrakt

Der Dickdarm - hier kommt Bewegung ins Spiel

Der Dickdarm hat insgesamt eine Länge von etwa eineinhalb Metern und umgibt den Dünndarm wie ein Rahmen. Er besteht aus einem aufsteigenden, einem quer liegenden und einem absteigenden Abschnitt. Hier werden aus dem flüssigen Speisebrei noch verwertbare Mineralstoffe, Vitamine und Flüssigkeit resorbiert. Dadurch wird der Darminhalt eingedickt. Damit dieser aber nicht zu hart wird, sorgen langsame Kontraktionen dafür, dass er erneut durchgeknetet und mit Schleim vermischt wird.

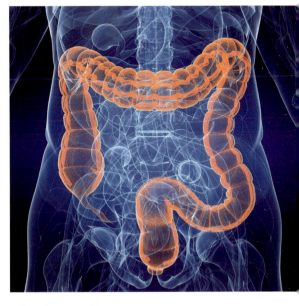

Die Darmperistaltik hat aber noch eine weitere Aufgabe. Muskelstränge, die sich in rhythmischem Ablauf kräftig zusammenziehen, schieben den Darminhalt immer weiter in Richtung Mastdarm. Der Mast- oder auch Enddarm wird von zwei Schließmuskeln verschlossen und funktioniert wie ein Speicher. Ist dieser ausreichend gefüllt, öffnet sich der innere Schließmuskel und unser Gehirn erhält den Befehl zum Stuhlgang.

Das Öffnen des äußeren Schließmuskels erfolgt dann (mehr oder weniger) willentlich und die Reise durch den Verdauungstrakt hat ein Ende.

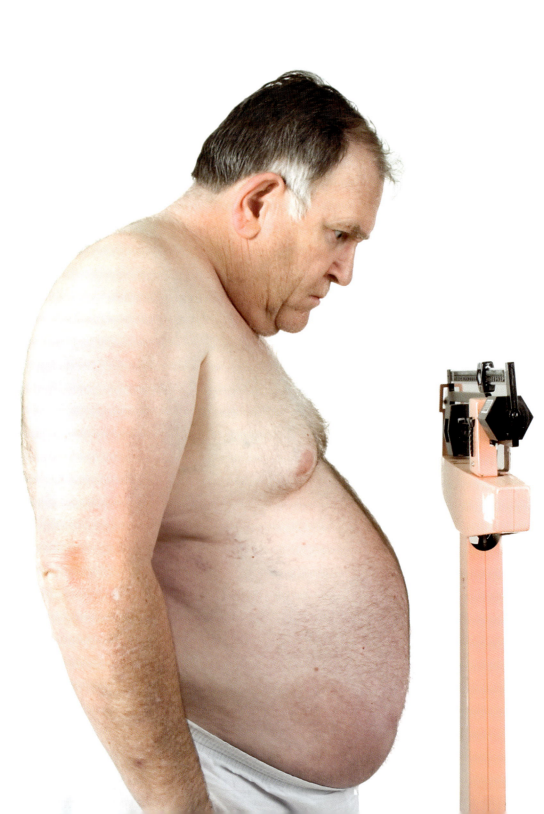

Darmanalyse auf einen Blick

Die Bauchformen nach Dr. F.-X. Mayr

Ein schöner, flacher Bauch – davon träumt so ziemlich jeder. Aber mal abgesehen vom optischen Aspekt sagt der Bauch eine ganze Menge über uns aus. Gerade bezogen auf unseren Darm ist der Bauch ein Spiegel unserer Gesundheit.

„Ohne Bauch ist ein Mann kein Mann!" So ähnlich lautet ein altes Sprichwort in Bayern. Und tatsächlich: Überwiegend bei Männern kann man ihn häufig „bewundern", den großen, runden, prallen Bauch, der (manchmal sogar mit einer Spur von Stolz) wie ein Medizinball vor sich hergetragen wird.

Leider ist dieser in Wahrheit alles andere als ein Statussymbol, mit dem man sich rühmen sollte. Vielmehr ist er ein Zeichen dafür, dass mit der Verdauung einiges nicht stimmt. Aber auch der häufig bei Frauen auftretende Entengang, mit ausgestrecktem Hinterteil, Hohlkreuz und gewölbtem Bauch lässt darauf schließen, dass die Darmtätigkeit zu wünschen übrig lässt.

Der Bauch verrät Ihnen eine Menge über die Gesundheit Ihres Darms. Schauen Sie deshalb beim nächsten Mal ruhig genauer hin, wenn Sie vor dem Spiegel stehen!

Darmanalyse auf einen Blick

Der Bauch kann auch Rückenbeschwerden verursachen

„Die Gifte im Darm sind es, die den Menschen krank, vorzeitig alt und hässlich machen."

Dr. F.-X. Mayr

Haben Sie Ihre Bauch- und Haltungsform auf den Bildern rechts entdecken können? Sicher ist Ihnen auch aufgefallen, dass mit einer „ungesunden" Bauchform in vielen Fällen auch eine unvorteilhafte Haltung der Wirbelsäule einhergeht. Folgerichtig darf vermutet werden, dass die in unserer Gesellschaft weit verbreiteten Rückenbeschwerden nicht in jedem Fall ursächlich auf eine „schlechte Haltung" zurückzuführen sind, sondern sich die schlechte Haltung auch aufgrund einer gestörten Verdauungsfunktion bzw. eines „ungesunden Bauches" herausbilden kann. Im Laufe unseres Lebens wirken sich dauerhafte Störungen der Darmfunktion auf die gesamte Körperstatik aus.

Natürlich gibt es für Rückenbeschwerden auch andere Gründe wie etwa ein Beckenschiefstand, Kieferanomalien oder eine Verschiebung des ersten Halswirbels (Atlas).

Personen, die häufig mit Durchfällen oder auch mit Darmträgheit zu kämpfen haben oder unter dem Reizdarmsyndrom leiden, könnte eine Darmsanierung helfen, wieder ein normales Leben zu führen.

Bauch- und Haltungsformen nach Dr. F.-X. Mayr

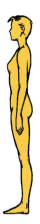

Gesunder Bauch mit normaler Haltung

Ist der Darm gesund, ist die Wirbelsäule aufgerichtet und die Bauchmuskulatur straff.

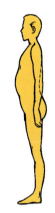

Gasbauch mit „Habachthaltung"

Durch eine chronische Störung des Magens ist er vergrößert und vorgewölbt.

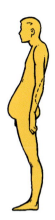

Kotbauch mit „Sämannshaltung"

Zwar wenig Gasbildung, aber vermehrter Darminhalt.

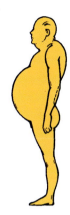

Gas-Kotbauch bei „Großtrommelhaltung"

dauerhafte Störung! Durch extreme Darmgase sowie Kotreste wird der Bauch krankhaft groß.

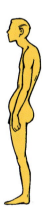

Gas-Kotbauch bei „lässiger Haltung"

Durch eine Darmstörung in Verbindung mit Muskelschwäche vermehrt sich der Darminhalt.

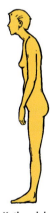

Kotbauch bei „Anlaufhaltung"

Durch chronische Entzündungen bilden sich Gase. Im Darm lagern sich Kotreste ab.

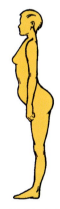

Kotbauch bei typischer „Entenbauchhaltung"

Oben leichter Gasbauch, unten entzündlicher Kotbauch. Die Haltung wird deutlich schlechter.

(Bildquelle: Milde Ableitungsdiät, Dr. med. E. Rauch, P. Mayr)

Das Bauchgefühl – der Darm denkt mit

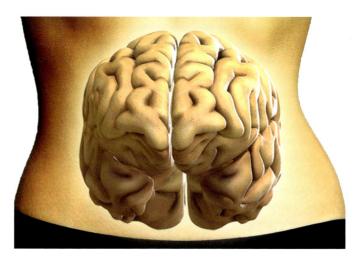

„Seien sie vernünftig! Hören Sie auch mal auf Ihren Bauch!" Was als pfiffiger Slogan vor ein paar Jahren Menschen zum Kauf einer Automarke animieren sollte, ist weit mehr als eine gute Werbestrategie. „Etwas aus dem Bauch heraus entscheiden": gerne verwenden wir diese Redensart, um zu beschreiben, wenn wir nicht nach Kalkül, sondern nach Gefühl handeln. Mittlerweile findet diese saloppe Formulierung auch Bestätigung in wissenschaftlichen Studien.

Autonome Steuerungszentrale

Wie wir erfahren haben, ist unser Darm ein Kommunikationsass. Trotzdem ist er auf eine gewisse Autonomie bedacht. Von der Schwerstarbeit, die Tag für Tag in unserem Bauch verrichtet wird, bekommen wir kaum etwas mit - zumindest, solange alles in Ordnung ist. Der komplexe Verdauungsvorgang wird vom sogenannten enterischen Nervensystem (ENS) gesteuert. Das ENS ist ein

Das Bauchgefühl - der Darm denkt mit

engmaschiges Geflecht von Millionen von Nervenzellen, das den kompletten Darm umgibt. Seine Aufgaben erledigt das ENS zum größten Teil unabhängig vom Gehirn. Die Verdauungsvorgänge in Magen und Darm, die von diesem Bauchhirn dirigiert werden, laufen unbewusst ab.

Erst wenn Probleme bei der Verdauungsarbeit von Magen und Darm auftauchen, nehmen wir wahr - meist in Form von Schmerzen, Durchfall, Verstopfung - dass etwas nicht stimmt. Das Kauen, Schlucken und der Stuhlgang hingegen werden vom Kopfhirn gesteuert, diese Vorgänge sind uns - zumindest teilweise - bewusst.

Der Darm sagt, wo's lang geht

Obwohl der Darm weitestgehend unabhängig ist, sucht er den Kontakt zum Gehirn und baut Nervenbahnen aus. Nachdenklich macht hierbei die Tatsache, dass mehr als 90 Prozent der Nervenverbindungen vom Bauch in den Kopf verlaufen und nur knapp zehn Prozent in entgegen gesetzter Richtung. Fazit: Der Darm sagt, wo's lang geht. Er sendet Informationen zum Gehirn, behält aber bis zu einem hohen Grad seine Autonomie und entzieht sich weitestgehend einer Steuerung.

Die Nervenzellen des ENS sind in Form und Struktur denen unseres Gehirns sehr ähnlich.

Und auch in seiner Funktion verhält sich das ENS ähnlich wie ein „denkendes Organ": Es ruft gespeicherte Informationen ab, gibt Botschaften an andere Körperregionen weiter und reagiert auf neue Situationen und Zustände. Die Bezeichnung „Bauchhirn" hat sich aus diesem Grund auch in der Wissenschaft längst etabliert.

TIPP

Gesunder Darm macht gute Laune. 90 Prozent unseres „Glückshormones" Serotonin wird in den Nervenzellen unserer Darmwand gebildet.

Das Bauchgefühl - der Darm denkt mit

Sensibel und emotional

Immer stärker konzentrieren sich Wissenschaftler auf die Erforschung des Bauchhirns. Erwiesen ist mittlerweile, dass bei Alzheimer- und Parkinsonpatienten nicht nur die Hirnzellen im Kopf, sondern in gleichem Ausmaß die Zellen des Bauchhirns betroffen sind.

Wissenschaftler nehmen an, dass Fehlfunktionen im enterischen Nervensystem auch bei der Entstehung von chronisch-entzündlichen Darmerkrankungen eine nicht unerhebliche Rolle spielen könnten. Bewiesen ist mittlerweile zumindest, dass Teile des ENS bei Patienten mit Colitis ulcerosa oder Morbus Crohn verändert sind.

Auch das weit verbreitete Reizdarm-Phänomen ist Gegenstand der Studien. Während Reizdarm-Patienten früher aufgrund ihrer Beschwerden von Ärzten oft in die Hypochonder-Schublade gesteckt wurden, da für ihre Symptomatik keinerlei Ursachen in Magen und Darm gefunden werden konnte, weiß man es heute besser: Neuronale Störungen des Bauchhirns bzw. zwischen ENS und Kopfhirn scheinen für den sensiblen Darm verantwortlich zu sein.

Während die Signale unseres Bauchhirns an den Kopf normalerweise unbewusst ablaufen, spüren Reizdarm-Patienten schon kleinste Schwingungen, die vom Bauch in den Kopf gesendet werden. Nicht selten geht ein Reizdarm-Syndrom mit Depressionen einher. Nicht nur deshalb gilt ein Zusammenhang zwischen Emotionen und Bauchhirn mittlerweile als erwiesen.

Das Bauchgefühl – der Darm denkt mit

Aber auch ohne die wissenschaftliche Bestätigung haben wir doch schon eine ganze Weile gewusst, dass in unserem Bauch mehr steckt, als eine ausgefeilte Verdauungsmaschinerie. Woher kämen sonst Redensarten wie diese: Bei frisch Verliebten „flattern Schmetterlinge im Bauch". Wer unter Prüfungsangst leidet, hat häufig „Schiss" vor einem Test. Sorgen können vielen Menschen ganz schön „auf den Magen schlagen", und traumatische Erlebnisse werden oft lange nicht „verdaut".

„Hätte ich doch nur auf meinen Bauch gehört..." Anders als unser Kopfhirn wird das Bauchhirn uns zwar nie logische Gründe nennen können, trotzdem scheint seine Treffsicherheit bezüglich richtiger und falscher Entscheidungen erstaunlich hoch zu sein. Oder haben Sie sich noch nie darüber geärgert, dass Sie fälschlicherweise rational entschieden haben, obwohl Ihr Bauch es eigentlich besser gewusst hat?

Hören Sie öfter auf Ihr Bauchgefühl!

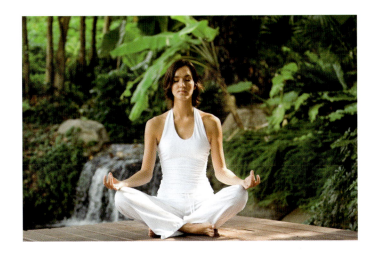

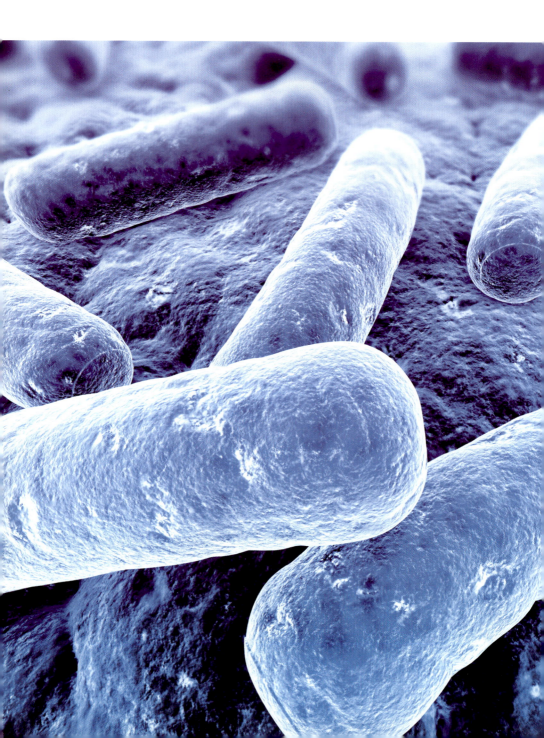

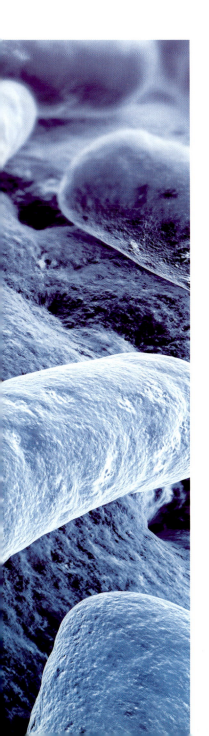

Die Darmflora – Nährboden der Gesundheit

Wussten Sie, dass Sie über eineinhalb Kilo Keime im Körper haben? Die Anzahl der Keime übertrifft jene der Zellen bei weitem. Die Besiedelung des Darmes mit Bakterien wird Darmflora genannt. Für unser Wohlbefinden ist entscheidend, ob im Darm die guten, gesundheitsfördernden Keime oder krankmachende (pathogene) Keime die Überhand haben. Es herrscht ein regelrechter Verdrängungswettkampf im Darm.

Die Darmflora wird mit Recht von manchen Medizinern als das »vergessene Organ« bezeichnet. Das folgende Kapitel soll dazu dienen die Erinnerung an die herausragende Bedeutung der richtigen Keime in Darm wieder wachzurufen.

Die Darmflora - Nährboden der Gesundheit

Wenn wir heute die Worte Bakterien oder Keime hören, denken wir meist an Siechtum und Tod. Natürlich sind Tuberkulose, Wundstarrkrampf und Tollwut gefährliche Erkrankungen. Doch krankheitserregende Keime sind absolut in der Minderheit.

> „Die Symbiose von Mikroorganismen der Darmflora mit den Schleimhautzellen der Darmwand spielt eine ganz wichtige Rolle für die menschliche Gesundheit."
>
> **Prof. Dr. Michael Hamm**

Die meisten Bakterien dienen dem Leben. Sie waren die ersten Bewohner auf unserem Planeten und keine Pflanze, kein Tier und kein Mensch kann ohne Bakterien existieren. Besonders wichtig für unsere Gesundheit sind die rund 400 bis 500 Bakterienarten, die in unserem Dünn- und Dickdarm angesiedelt sind.

Etwa 1,5 Kilogramm Bakterien tragen wir ständig mit uns herum. Die vielfältige Besiedelung von Billionen von Keimen auf den Schleimhäuten des Darmes nennt man „Darmflora".

Das friedliche Miteinander der verschiedenen Bakterienarten bezeichnen wir als „Symbiose" (griech. syn = zusammen, bios = leben). Dieses Zusammenleben ist sowohl für uns Menschen als auch für die Bakterien von Vorteil. In der Natur finden wir Millionen von Beispielen für Symbiose.

Bei Symbiosen zwischen Lebewesen, die sich durch ihre Größe erheblich unterscheiden, bezeichnet man den größeren Partner oft als Wirt, den kleineren als Symbiont. Letztendlich ist jeder Mensch ein Wirt, der über einem Kilo Symbionten ein Zuhause bietet. Wir wissen heute, dass wir sowohl im Darm als auch im Blut Symbionten beherbergen, welche die unterschiedlichsten Aufgaben für uns erfüllen.

Die Darmflora - Nährboden der Gesundheit

Das Ökosystem Darmflora

Wenn die Darmflora aus dem Gleichgewicht gerät, sprechen wir von einer Dysbiose oder Dysbakterie (griechisch dys = falsch, schlecht, übel…).

Grundsätzlich teilt man die Darmflora in zwei Gruppen ein:

1. Säuerungsflora = Bifido- und Lactobakterien

2. Fäulnisflora = Enterobakterien, Clostridien, Staphylokokken, Klebsiella, pathologische E. Coli-Stämme

---

Das Verhältnis der beiden Gruppen sollte ungefähr 9:1 sein. Verschiebt sich das Gleichgewicht in Richtung Fäulniserreger spricht man, wie bereits erwähnt, von einer Dysbiose. Überwiegen die guten Milchsäurebildner, verwendet man auch den Ausdruck Eubiose (griechisch eu = gut).

Ein Darm mit einer gesunden, ausgeglichenen Darmflora gehört bei Erwachsenen schon fast zur Ausnahme. Auch schon bei Kindern ist diese unheilvolle Entwicklung immer häufiger zu beobachten.

Durch eine Dysbiose kommt es regelrecht zu einer Selbstvergiftung des Körpers. Hier ist es wichtig, das Gleichgewicht zwischen Säuerungsflora und Fäulnissflora wieder herzustellen.

Für eine Schädigung und Verschiebung der Darmflora gibt es zahlreiche Gründe, wie die nachfolgende Grafik zeigt:

„Die Dysbakterie ist Schrittmacher des Krebses, und sie wirkt synergistisch mit anderen karzinogenen Ursachen."
Prof. Dr. Seeger

Die Darmflora - Nährboden der Gesundheit

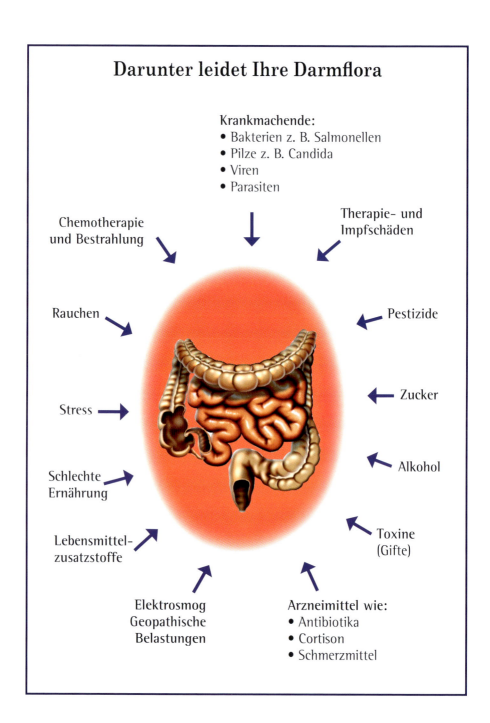

Die Darmflora - Nährboden der Gesundheit

Woher kommen die „guten" Bakterien?

Bei der Herstellung und Haltbarmachung von Lebensmitteln haben Bakterien eine wichtige Funktion. Sauerteigbrot, Joghurt, Sauerkraut, Wein und Bier, können nur mit Hilfe von Bakterien hergestellt werden.

Schon im Altertum glaubte man an die gesundheitsfördernde Wirkung von fermentierten Lebensmitteln. Im alten Indien braute man ein Getränk, welches „Soma" genannt wurde. Es sollte immerwährende Gesundheit verleihen.

In der persischen Ausgabe des alten Testaments kann man nachlesen, dass Abraham sein hohes Alter auf den regelmäßigen Verzehr von gesäuerter Milch zurückführte.

Jede Kultur kennt fermentierte Lebensmittel. Im asiatischen Raum ist es das fermentierte Soja, in den osteuropäischen Ländern Kefir und Joghurt, bei uns das Sauerkraut.

Der Nobelpreisträger Ilya Mechnikov war wohl der erste Forscher, der erkannte, wie wichtig Milchsäurebakterien für unseren Darm sind. Er postulierte vor rund 100 Jahren, dass Sauermilchprodukte durch die Unterdrückung der Fäulnisbakterien im Darm lebensverlängernd wirken.

Joghurt wurde zu seiner Zeit in der Apotheke verkauft. Dieser Joghurt war nur ca. drei Tage haltbar. Danach war er geschmacklich ungenießbar. In der heutigen Lebensmittelindustrie liegt leider der Fokus auf Haltbarkeit und nicht auf Gesundheit. Daher hat der heutige Joghurt mit jenem der Balkanländer vor rund 100 Jahren kaum noch etwas gemeinsam.

> „Die Aufrechterhaltung einer Eubiose ist eine wichtige Voraussetzung für die Gesunderhaltung unseres Organismus."
>
> **Prof. Dr. Seeger**

Die Darmflora - Nährboden der Gesundheit

Ein wichtiger Grund, warum wir heute so viele Darmerkrankungen haben, ist die Tatsache, dass wir heute fast keine unerhitzten, fermentierten Lebensmittel mehr zu uns nehmen.

Milchsäure kann aus der Nahrung kommen, z. B. aus Joghurt, Buttermilch, Kefir, *Kanne Brottrunk*, *Vita Biosa*, Sauerkrautsaft und weiteres mehr.

Eine gesunde Darmflora mit vielen Bifido- und Lactobakterien kann aber auch direkt aus Kohlenhydraten Milchsäure produzieren. Das ist ganz wichtig, für den pH-Wert im Darm. Im Dünndarm sollte er bei ca. 5,8 und im Dickdarm unter 6,5 liegen.

Die Vorteile von rechtsdrehender Milchsäure:

- Erhöhte Aktivität der darmeigenen Abwehrzellen
- Vermehrte Antikörperproduktion
- Steigerung anderer immunologischer Substanzen
- Schlechte Keime werden am Wachstum gehindert
- Anregung der Darmperialistik
- Verbesserung der Eisenresorption
- Unterstützung der Eiweißverdauung
- Regulierung des Säure-Basen-Gleichgewichts
- Schaffung eines gesunden Milieus im Darm
- Inaktivierung krebserregender Substanzen
- Unterdrückung allergischer und entzündlicher Prozesse
- Hemmung der Gärung in Krebszellen

Die Darmflora - Nährboden der Gesundheit

Die guten, gesundheitsfördernden Bakterien werden *Probiotika* genannt. In Apotheken bekommt man heute probiotische Bakterien in Kapselform.

Doch Vorsicht! Hier gibt es immense Qualitätsunterschiede.

Sind die wichtigsten Keime enthalten?

Sind die Keime resistent gegen Magen- und Gallensäuren?

Sind sie hoch genug dosiert, damit genügend im Darm ankommen?

Sind sie auf das jeweilige Alter abgestimmt?

Wurden Sie gekühlt gelagert?

Gibt es gute, handfeste Studien zu den verwendeten Keimen?

Die Geburt:
Grundstein für die Besiedelung des Darmes

Bereits bei der Geburt werden die Weichen für die Funktion des Immunsystems eines neuen Erdenbürgers gestellt.

Bevor ein Säugling auf die Welt kommt, ist sein Verdauungstrakt absolut keimfrei. Sobald das Neugeborene aber das Licht der Welt erblickt, beginnt die Besiedlung seines Darms. Im optimalen Fall geschieht dies durch die Bakterien der Mutter bei einer normalen Geburt.

Die Darmflora - Nährboden der Gesundheit

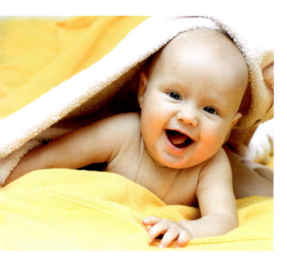

Der Trend geht jedoch zu immer mehr Kaiserschnitt-Geburten hin. Betrug der Anteil 1990 noch 14 Prozent, so lag er im Jahr 2008 bereits bei 30 Prozent. Wird ein Kind per Kaiserschnitt auf die Welt geholt, wird sein Darm zuerst von Krankenhausbakterien bzw. den Keimen aus der Luft besiedelt. Ein ungünstiger Start ins Leben! Denn noch sind keinerlei gute Darmbakterien vorhanden, um den unerwünschten Mikroben Paroli zu bieten.

Aber auch bei einer normalen Geburt kann der Säugling in Kontakt mit unerwünschten Keimen kommen.

Stillen ist wichtig für die Besiedelung des Darmes mit Bifido-Bakterien.

Leidet die werdende Mutter an einem Vaginalpilz, überträgt sie diesen mit hoher Wahrscheinlichkeit während des Geburtsvorgangs auf ihr Baby. Aus diesem Grund ist es besonders während der Schwangerschaft wichtig, auf eine gesunde Darmflora zu achten! Da die Schleimhäute in unserem Körper miteinander in ständigem Kontakt stehen, sind Vaginalpilze gewöhnlich die Folge eines überhand nehmenden Pilzbefalls im Darm.

Der Grundstein für eine gute Darmflora (und damit ein gutes Immunsystem) wird nach neuestem Forschungsstand bereits in den ersten Lebensmonaten gelegt.

Da sich schon gegen Ende des zweiten Lebensjahres eine Balance zwischen guten und schlechten Darmbewohnern einstellt, die das spätere (Darm-)Leben prägt, bleibt dem kleinen Mensch nicht viel Zeit, um seine Darmflora in ein günstiges Gleichgewicht zu bringen.

Die Darmflora - Nährboden der Gesundheit

Umso deutlicher wird, wie wichtig eine baby-gerechte, natürliche Ernährung des Kleinkinds ist. Eine besondere Bedeutung kommt hierbei der Muttermilch zu. Bereits während des Stillens wird das Baby mit Bakterien aus der Muttermilch versorgt, die einen positiven Einfluss auf die Darmflora des Kindes haben.

Die Aufgaben der Darmflora

In einem Milliliter Dünndarminhalt befinden sich bis zu einer Milliarde Keime. Im Dickdarm kommen sogar bis zu einer Billion Darmkeime in einem ml Darminhalt vor. Die Gesamtzahl der im Darm vorhandenen Keime ist für uns unvorstell-bar groß. Dies macht verständlich, wie wichtig es ist, im Darm die richtigen Bakterien zu haben. Eine Entgleisung der Darmflora kann fatale gesundheitliche Folgen haben.

Die wenigsten Menschen wissen, dass der Löwen-anteil des Immunsystems – nämlich 80 Prozent – in unserem Darm sitzt. Forscher verwenden den Begriff GALT (= gut associated lymphoid tissues). In unserem Sprachraum findet man eher die Bezeichnung darmassoziiertes Immunsystem. In der Darmwand sitzen Lymphozyten, die spezifische Antikörper produzieren. Diese wiederum können krankmachende Bakterien und Viren eliminieren.

Die Anfälligkeit für Infekte, das Überhandnehmen von Allergien, Blähungen, Durchfall, Verstopfung, Rheuma und weitere Erkrankungen hängen mit einer gestörten Darmflora zusammen.

Die wichtigsten Bewohner unserer Darmschleimhaut sind Milchsäurebakterien (Lactobakterien) und Bifidobakterien. Sie kommen - im Idealfall - in großer Zahl vor und sind in entscheidendem Maße für die Gesunderhaltung unseres Organismus zuständig.

TIPP

Inzwischen gibt es Probiotika, die speziell auf die Bedürfnisse von Babys abgestimmt sind.
Das Probiotika-Pulver kann in Flaschen oder unter den Brei gerührt werden.

Milchsäurebakterien sind die Schutzpolizei unseres Darmes. Sie stimulieren die Produktion von sekretorischem Immunglobulin (IgA). Dies ist ein Antikörper, der von den Zellen der Darmschleimhaut produziert wird. IgA ist in der Lage, Nahrungsmittelallergene, Bakterien und Viren an der Darmschleimhaut abzufangen.

Sind in unserem Darm ausreichend Milchsäurebakterien vorhanden, kann dies ganz entscheidend unsere Immunabwehr verbessern. Auch als Schutz vor Allergien spielen Milchsäurebakterien eine entscheidende Rolle.

Die gesundheitsfördernde Wirkung von Milchsäure- und Bifidobakterien (Probiotika) beruht auf den unterschiedlichsten Mechanismen:

Die probiotischen Keime verhindern die Ansiedelung von Krankheitserregern auf der Darmschleimhaut, indem sie freie Bindungsstellen besetzen. Man kann sich das ganze Geschehen wie einen Verdrängungswettbewerb vorstellen: Fehlen die guten Bakterien, können die krankmachenden Bakterien überhand nehmen.

Interessanterweise stehen die verschiedenen Schleimhäute auch miteinander in Verbindung. Das bedeutet: Eine Fehlbesiedelung der Darmschleimhaut begünstigt das Entstehen von Karies und Parodontose (Mundschleimhaut), chronische Entzündungen der Nasennebenhöhlen, Lungenerkrankungen und Blasenentzündungen.

Probiotische Keime können Krankeitserreger regelrecht abtöten. Dazu muss man verstehen, dass sowohl die guten, als auch die schlechten Keime Stoffwechselprodukte ausscheiden. Bei einer Fehlbesiedelung des Darmes werden Toxine, also Gifte gebildet. Dazu gehören: Ammoniak, Acetaldehyd, biogene Amine, Indol und weitere mehr. Ein Mensch mit einer Dysbiose vergiftet sich regelrecht selbst, auch wenn er auf dem Land lebt und sich zu 100 Prozent aus Bio-Anbau ernährt.

Gute, probiotische Keime produzieren kurzkettige Fettsäuren und rechtsdrehende Milchsäure, die den pH-Wert im Darm absenken. Dadurch werden pathogene Keime abgetötet bzw. im Wachstum gehemmt.

Die Darmflora - Nährboden der Gesundheit

Unser Darm braucht also ein saures Milieu. Das ist eine wichtige Voraussetzung für Gesundheit. Verschiedene Arten von Milchsäurebakterien (Lactobazillen) und Bifidobakterien sind dafür von eminenter Bedeutung.

Der ideale pH-Wert im Darm liegt zwischen 6 und 7, also leicht sauer. In einem alkalischen Darmmilieu fehlt die essentielle Säuerungsflora.

Probiotika wirken übrigens auch Cholesterin senkend. Die positiven Effekte bei Allergien und Hauterkrankungen, bei chronischen Darmentzündungen gelten inzwischen als bewiesen. Letztendlich schützt eine gute Darmflora auch vor Krebs, denn probiotische Keime reduzieren krebsfördernde Enzyme und gesundheitsschädliche Stoffwechselprodukte im Darm.

TIPP

Milchsaure Getränke wie Sauerkrautsaft oder Kanne Brottrunk helfen mit, dass sich probiotische Bakterien leichter im Darm ansiedeln können.

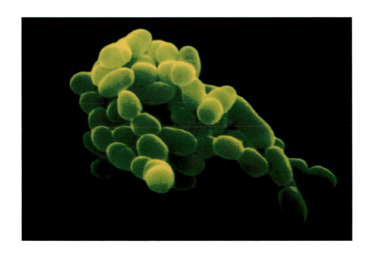

Die Darmflora - Nährboden der Gesundheit

Die Bedeutung der Darmflora für unsere Gesundheit

- Die Darmflora schützt die Darmschleimhaut vor aggressiven Substanzen und Giften und verhindert deren Eindringen in die Blutbahn.

- Durch eine Verbesserung der Darmflora werden die Abwehrkräfte unterstützt.

- Gute Darmbakterien verhindern einen Befall mit Pilzen und krankmachenden Bakterien wie Salmonellen.

- Die Darmflora trägt zur richtigen Verstoffwechselung der Nahrung bei. Sie zerlegt die Reste von Eiweiß, Fett, Kohlenhydraten und Faserstoffen und unterstützt die Aufnahme von Vitaminen und Mineralien.

- Darüber hinaus kann eine gesunde Darmflora auch Vitamine des B-Komplexes wie Biotin, Niacin und B_{12} sowie Vitamin K herstellen.

- Die Darmflora ist beteiligt an der Synthese des Enzyms Lactase. Dieses Enzym ist unentbehrlich für die Verdauung von Milch und Milchprodukten.

- Die Darmflora schützt die in der Darmschleimhaut liegenden Zellen vor schädlichen Kontakten. Sie wirkt wie ein Filter und entlastet somit den Körper.

Die Darmflora - Nährboden der Gesundheit

- Die Darmflora unterstützt außerdem direkt die Entgiftungsvorgänge im Darm und entlastet somit Leber und Niere.

- Die Darmflora ist beteiligt an der Herstellung eines wichtigen Enzyms, das Histamin im Körper abbaut. Dies ist wichtig, um Allergien zu verhindern.

- Eine gute Darmflora verhindert nebst Ballaststoffen und ausreichender Trinkmenge auch Verstopfung. Ist die Darmflora nicht intakt, bleiben schädliche Abbauprodukte zu lange im Darm, was zu einer regelrechten Selbstvergiftung (Autointoxikation) führen kann. Milchsäure wirkt leicht abführend.

- Probiotische Bakterien sind in der Lage, krebserzeugende sekundäre Gallensäure zu reduzieren.

- Eine amerikanische Studie aus dem Jahr 2007 bewies, dass es auch einen unmittelbaren Zusammenhang von Dysbiose und Übergewicht gibt. Die Studie zeigte, dass bei stark übergewichtigen Menschen charakteristische Merkmale der Darmbakterien vorliegen. Die veränderte Darmflora bewirkt, dass der Körper die Kalorien der Nahrung vermehrt aufnimmt und als Fettreserven speichert.

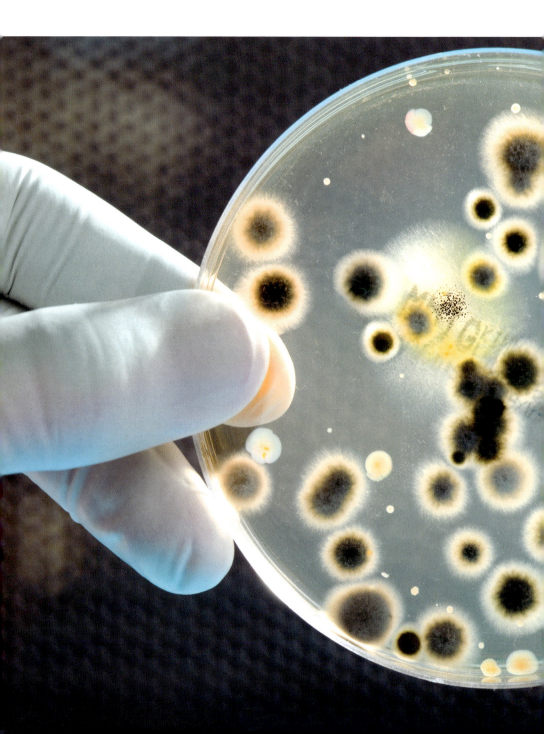

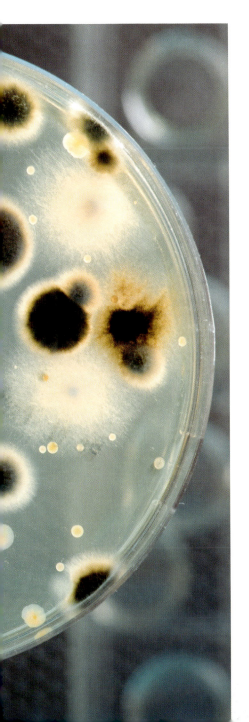

Candida-Mykosen:
Pilze wachsen nicht nur im Wald

Candida albicans: Hinter diesem wohlklingenden Namen verbirgt sich ein Hefepilz, der auf Haut und Schleimhäuten, wie beispielsweise der Darmschleimhaut, vorkommt.

Problematisch ist, wenn sein Wachstum überhandnimmt. Bei vielen Menschen ist das heute der Fall.

Candida-Mykosen - Pilze wachsen nicht nur im Wald

In unserer heutigen Wohlstandsgesellschaft schaffen wir leider sehr häufig ein Umfeld (Milieu), in dem sich Candida ausbreitet, wie die Pest im Mittelalter.

Der sorglose Umgang mit Antibiotika wird als Hauptgrund für die Überwucherung des Darmes mit diesem Hefepilz genannt. Antibiotika zerstören die Bifido- und Lactobakterien im Darm. Dadurch kommt es zu einer Verschiebung des pH-Wertes. Unser Darm liebt es leicht sauer. Durch das fehlen der Bifido- und Milchsäurebakterien wird der Darm zu basisch. Pilze und krankmachende Bakterien können sich so ungehindert ausbreiten.

Da Bakterien die natürlichen Gegenspieler der Pilze sind, können sich letztere nach einer Antibiotikaeinnahme ungehindert ausbreiten. Sie denken, Sie haben schon ewig keine Antibiotika mehr eingenommen?

Mit jeder Portion Fleisch, Wurst, Geflügel und Zuchtfisch nehmen sie eine Portion Antibiotika zu sich! In der Massentierhaltung kommt man ohne diese Medikamente gar nicht aus. Lediglich die Bio-Landwirtschaft verzichtet auf den Antibiotikaeinsatz.

Neben den Antibiotika leisten auch Kortison, die Antibabypille, Chemotherapie und Bestrahlung sowie übermäßiger Alkohol- und Zuckerverzehr einem Pilzwachstum Vorschub.

Schadstoff Zucker

Naschkatzen sind besonders anfällig für den Pilzbefall im Darm: Zucker ist die Leibspeise von Candida albicans. Und je öfter das Lieblingsgericht serviert wird, desto mehr wuchert er. Gerade in der heutigen Zeit ist es gar nicht so einfach, auf Zucker zu verzichten. Neben Schokolade, Gummibärchen, Kuchen und anderem Naschwerk lauert sie auch gerne dort, wo wir sie nie vermuten würden: Herkömmliche Joghurts sind normalerweise voll von dem süßen, weißen Zucker; sogar jene, die mit dem gesund wirkenden Zusatz „pur" oder „Natur" deklariert sind, sind nicht in jedem Fall zuckerfrei.

Candida-Mykosen - Pilze wachsen nicht nur im Wald

Der jährliche Zuckerverbrauch liegt in Deutschland bei durchschnittlich 35 Kilogramm. Heißhunger auf Süßes kann übrigens eines der Hauptmerkmale für Candidabefall im Darm sein.

Durchschnittlicher Zuckergehalt von einigen Lebensmitteln:

Bonbons: 96 %

Lakritz: 78 %

Kaugummi: 78 %

Kaba: 79 %

Gummibärchen: 77 %

Marmelade: 55 - 65 %

Schokolade: bis 56 %

Nuss-Nougatcreme: bis 58 %

Frühstücksflocken: 40 - 50 %

Tomatenketchup: 30 - 50 %

Fruchteis: bis 32 %

Likör: 30 %

Fertigmüsli: 20 - 30 %

Dosenananas: 20 %

Apfelmus, Fabrikware: 20 %

Fruchtnektare: bis 20 %

Schauen sie mal genau auf die Etiketten von Lebensmitteln. Es gibt für Zucker viele Bezeichnungen:

- Saccharose bzw. Sacharose (Rüben-, Rohr-, Haushaltszucker, Kristallzucker)

- Maltose (Malzzucker)

- Lactose (Milchzucker)

- Fructose (Fruchtzucker) und Fructosesirup

- Glucose und Glucosesirup

- Dextrose

- Traubenzucker

- Invertzuckersirup

- Maltodextrin(e)

- Dextrine

Candida-Mykosen - Pilze wachsen nicht nur im Wald

„Ich sehe in den neuen Variationen der Candida-Pilze im Blut die schwerste Bedrohung unserer Zeit und gehe davon aus, dass zirka 96 Prozent aller Patienten von einer derartigen Blutmykose betroffen sind."

E. Scheller, Heilpraktiker

Schwermetalle und Candida

Auch eine Belastung mit Schwermetallen begünstigt ein Überhandnehmen der Pilze im Körper. Jeder, der mal Amalgamfüllungen im Mund hatte oder noch hat, ist sehr anfällig für einen Pilzbefall. Laut Dr. Klinghardt ist der Candida-Pilz eine der wenigen Möglichkeiten, die unser Körper hat, um Schwermetalle zu entgiften. Bei einem Pilzbefall ist es also durchaus sinnvoll, eine Schwermetallausleitung durchzuführen. Die Mikroalge Chlorella hat sich hier besonders bewährt. Chlorella ist auch gleichzeitig dazu in der Lage, Pilzgifte (Mycotoxine) zu binden.

In der Natur haben Pilze die Aufgabe, minderwertiges Material abzubauen. Pilze im Wald wachsen gerne auf abgestorbenen Bäumen. Pilze sind die Müllmänner der Natur.

Übertragen auf unseren Körper bedeutet dies: In einem Körper der gut entgiftet ist, mit einem guten Milieu und keinen Schlacken im Darm haben Pilze keine guten Wachstumsbedingungen.

Krankheit mit tausend Gesichtern

Leider ist die Diagnosestellung bei einem Darmpilz nicht ganz einfach. Müdigkeit, Schwäche, häufige Vaginalinfektionen, übermäßiges Schwitzen, Kopfschmerzen, Reizbarkeit, Konzentrationsschwäche, Schlafstörungen, Gelenkschmerzen, Weichteilrheuma, Blähungen, Magenprobleme... Die Liste der Symptome ist ellenlang. Aus diesem Grund ist es auf den ersten Blick schwierig, eine genaue Diagnose zu stellen. Denn die Beschwerden können – allgemein betrachtet – auf viele Krankheiten zurückgeführt werden.

Candida-Mykosen - Pilze wachsen nicht nur im Wald

Diese Symptome und Krankheiten können ein Hinweis auf eine Candida-Mykose sein:

- Verstopfung, Blähungen, Durchfall
- Heißhungerattacken, extrem Appetit auf Süßes
- Gewichtszunahme trotz Diät
- Ekzeme auf der Haut
- Nagelveränderungen, brüchige, rissige Nägel
- Unreine Haut, Juckreiz
- Infektanfälligkeit
- Allergische Reaktionen
- Nahrungsmittelunverträglichkeit
- Sodbrennen und Koliken im Bauch
- Scheidenentzündungen, Brennen und Ausfluss
- Migräne
- Gelenkschmerzen
- Chronische Darmentzündungen
- Mundgeruch, belegte Zunge
- Müdigkeit, Abgeschlagenheit, Konzentrationsmangel
- Stimmungstiefs, Gereiztheit
- Verlust der Libido (Sexualtrieb)
- Neurologische Erkrankungen (Alzheimer, MS, Parkinson...)

Candida-Mykosen - Pilze wachsen nicht nur im Wald

„Die Bedeutung der normalen Schutzflora gegenüber bakteriellen Infektionen kann nicht hoch genug eingeschätzt werden."

Dr. med. Schuler

Selbstvergiftung durch Pilztoxine?

Sie werden sich jetzt sicherlich fragen, wie ein einzelner Pilz so viele unterschiedliche Krankheiten und Symptome verursachen kann. Die Erklärung ist recht einfach. Pilze haben einen eigenen Stoffwechsel.

Sie ernähren sich hauptsächlich von Zucker – daher der Heißhunger auf selbigen. Pilze scheiden aber auch Giftstoffe aus, die sogenannten Mykotoxine. Das gefährlichste und zugleich bekannteste Pilzgift ist Aflatoxin. Aflatoxine wirken stark leberschädigend und gelten als krebsauslösend.

Candida produziert unter anderem Acetaldehyd, ein schweres Nervengift, welches dem Formaldehyd ähnelt. Acetaldehyd beeinträchtigt sehr stark unsere Gehirnleistung und das Koordinationsvermögen.

Das ätzende Acetaldehyd kann die Nervenfasern in unserem Körper zerstören. So sind die neurologischen Erkrankungen wie MS, Parkinson und Alzheimer, Autismus, ADHS und weitere erklärbar. Auch Angst, Reizbarkeit, Benommenheit und Depressionen können durch die Zerstörung von Nerven und Gehirnzellen verursacht werden. Bitte bedenken Sie, dass bei allen neurologischen Erkrankungen auch Schwermetalle eine große Rolle spielen.

Ein weiteres Ausscheidungsprodukt von Pilzen sind Fuselalkohole. Diese belasten insbesondere die Leber. Es gibt Menschen, die trinken kaum oder gar keinen Alkohohl und trotzdem haben sie schlechte Leberwerte. Äußerlich kann sich die Belastung mit Fuselalkoholen in einer geröteten Nase zeigen.

Candida-Mykosen - Pilze wachsen nicht nur im Wald

Das Schlimmste, was die Mykotoxine bewirken, ist eine Verätzung der Schleimhäute – vor allem im Darm. Durch die Gifte der Pilze kommt es zu einer Schleimhaut-Athrophie (Atrophie = Rückgang). Unsere Darmschleimhaut bekommt regelrecht Löcher. Noch nicht ganz verdaute Nahrungsbestandteile gelangen so in die Blutbahn, was zu Nahrungsmittelunverträglichkeiten und zu Allergien führt. In einer löchrigen Darmschleimhaut kommt es auch leicht zu entzündlichen Prozessen: Reizdarm, Colitis ulcerosa und Morbus Crohn können die Folge sein.

Durch die Schädigung der Darmschleimhaut ist ein Mangel an Vitaminen und Mineralstoffen schon regelrecht vorprogrammiert. Es fehlt an Zink, einem wichtigen Spurenelement für Neurotransmitter und Hormone sowie an Magnesium, Calcium, Eisen, B-Vitaminen etc..

Für die Schädigung der Darmschleimhaut gibt es mittlerweile einen Namen:

Das Leaky-Gut-Syndrom (LGS)
- zu Deutsch: Der undichte Darm.

> „Internationale Berichte weisen darauf hin, dass LGS sehr weit verbreitet ist. In den westlichen Industrienationen sind mehrere Millionen Menschen betroffen. Aber die meisten Betroffenen wissen nichts von ihrer defekten Darmschleimhaut."
> S. Nesterenko

Diagnose und Therapie von Candida Pilzinfektionen

Die Diagnose „Candida albicans" kann mittels einer Stuhlprobe gestellt werden. Leider ist dieses Diagnosemittel nicht zu 100 Prozent zuverlässig, da Candida-Patienten gar nicht so selten negative Stuhlproben aufweisen können. Eine weitere Möglichkeit Candida festzustellen, sind Dunkelfeldmikroskopie, Kinesiologie und die Elektroakupunktur nach Dr. Voll. Allerdings muss ein Therapeut sehr versiert sein, um eine sichere

Candida-Mykosen - Pilze wachsen nicht nur im Wald

> „Alle körperlichen und – das ist keine Übertreibung!
> - alle seelischen und geistigen Aktivitäten hängen von einer reibungslos funktionierenden Darmtätigkeit ab!"
> Dr. med. Renate Collier

Diagnose zu stellen. Candida albicans ist nicht nur eine Krankheit mit tausend Gesichtern, sondern leider auch ein Meister im Verstecken.

Was viele nicht wissen: Candida kann sehr gefährlich werden. Die Bedrohung, die für Menschen mit schweren Erkrankungen, beispielsweise Tumorpatienten, HIV-Infizierte oder Unfallopfer, durch Candida albicans besteht, ist lange Zeit unterschätzt worden. Da der Pilz sich bei geeigneten Bedingungen rasend schnell ausbreitet, kann durch den Befall für diese Menschen unter Umständen eine akute Gefahr bestehen. Häufig kommt es in diesen schweren Fällen dann zu einer Pilzbesiedelung der Lunge oder anderer innerer Organe. Da Candida die Organfunktion stark beeinträchtigt, besteht größte Gefahr für diese Patientengruppe. Pilzinfektionen sind in den USA beispielsweise bei Hochrisikopatienten die Ursache jeder vierten lebensgefährlichen Blutvergiftung.
(Deutsches Ärzteblatt, Mai 2004).

Candida im Blut

Der Heilpraktiker und Candida-Spezialist Ekkehard Scheller warnt vor der üblichen Behandlung mit Nystatin. Dieses klassische Antipilzmittel wird aus dem Strahlenpilz *Streptomyces noursei* gewonnen.

Nystatin tötet zwar die Candida-Pilze im Darm ab, nicht aber deren Keime. Diese wandern dann ungehindert durch die Darmwand ins Blut und in die Organe. Es bilden sich die typischen Antikörper gegen Candida-Hefepilze.

Der schulmedizinische Nachweis ist bisher nicht möglich. Lediglich mit dem Dunkelfeldmikroskop

Candida-Mykosen - Pilze wachsen nicht nur im Wald

nach Prof. Enderlein kann man diese getarnten Candida-Formen im Blut bestimmen.

Nach Aussage von Ekkehard Scheller findet er in 96 Prozent der Blutbilder von seinen Patienten diese C-Formen von Candida. Das C steht für camoufliert, also versteckt, getarnt.

„Trotz seiner Verbreitung gehört Candida nicht zur physiologischen Darmflora des Menschen. Candida hat im Darm nichts zu suchen!"
W. Spiller Heilpraktiker

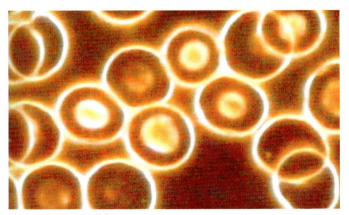

Gesundes Blutbild

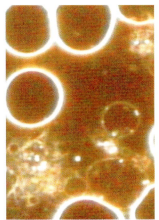

Blut mit leichtem
C-Candida-Befall

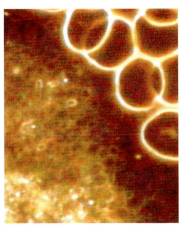

Blut mit sehr starkem
C-Candida-Befall

Quelle:Candidalismus, E. Scheller

47

Candida-Mykosen - Pilze wachsen nicht nur im Wald

TIPP

Die Süßwasser-Alge Chlorella bindet Schwermetalle und sorgt dafür, dass Gifte aller Art über den Darm ausgeschieden werden - auch Mykotoxine.

Wie im Darm auch geben die Pilze Toxine in das Blut ab und greifen die Schleimhäute im gesamten Körper an.

Kampf gegen den Pilz

Candida albicans ist äußerst hartnäckig und deshalb ein anspruchsvoller Gegner. Was kann man also tun, um dem Pilz Herr zu werden? Meist ist eine viergliedrige Behandlung der Pilzerkrankung am ehesten Erfolg versprechend:

- Schwermetallausleitung
- Einnahme von Mitteln, welche das Milieu verbessern z. B. Mittel nach Dr. Enderlein (*Sanum-Therapie*) oder das Fermentgetränk *Rechts-Regulat*
- Anti-Pilz-Diät
- Aufbau einer gesunden Darmflora

Ganz oben steht auf dem Therapieplan, dem Pilz eine möglichst lebensfeindliche Umgebung zu schaffen. Aus diesem Grund sollte ab Diagnosestellung am besten weitestgehend auf den Verzehr von Zucker, die Leibspeise von Candida, verzichtet werden. Auch Mehlspeisen sollten möglichst vom Speiseplan gestrichen werden.

Diese Anti-Pilz-Diät sollte mindestens einige Monate durchgehalten werden. Man muss nicht erwähnen, dass der Idealfall eine komplett zuckerfreie Ernährung vorsieht. Allerdings schaffen es die wenigsten Menschen, sich tatsächlich ein Leben ohne Zucker auch nur ansatzweise vorzustellen. Ein Schritt in die richtige Richtung ist aber bereits eine Einschränkung des Zuckerkonsums.

Candida-Mykosen - Pilze wachsen nicht nur im Wald

Nach der Ernährungsumstellung oder gleichzeitig ist es empfehlenswert Darmspülungen durchzuführen. Die Colon-Hydro-Therapie reinigt den Darm und macht das Milieu für Candida unattraktiv. Der gleichzeitige Aufbau einer gesunden Darmflora mit probiotischen Bakterien ist dringend anzuraten, da unser Immunsystem im Darm auch nach Darmspülung und Anti-Pilz-Diät stark sein muss, um dem Pilz die Rückkehr zu verweigern. Außerdem nehmen die guten Darmbakterien – insofern sie in ausreichender Zahl vorhanden sind – Raum im Darm ein und verdrängen auf diese Weise den Pilz.

Besonders bewährt hat sich bei einer Candida-Infektion die Einnahme der Probiotika von Dr. Udo Erasmus »*Super 8*«. Die Tageszufuhr von insgesamt 30 Milliarden aktiven Kulturen, verteilt auf acht wirkungsvolle Bakterienstämme, stellt sicher, dass ausreichend gesunde Keime im Darm ankommen, die es aufgrund ihrer Widerstandskraft mit Candida aufnehmen können. »*Super 8*« wurde extra für die Anti-Candida-Therapie entwickelt und leistet in diesem Bereich exzellente Dienste.

„Wissenschaftliche Untersuchungen haben gezeigt, dass bestimmte Bifidobakterien das Immunsystem positiv beeinflussen können und zu einer besseren Immuntoleranz beitragen."
Prof. Dr. Wolfgang Kneifel

Säure-Basen-Haushalt: Candida liebt es sauer

Es ist davon auszugehen, dass der Säure-Basen-Haushalt der meisten Candida-Träger aus dem Gleichgewicht geraten ist. Sie leiden an einer starken Übersäuerung in den Zellen und im Bindegewebe. Auch dies schafft ein günstiges Milieu für einen massiven Pilzbefall, da Candida nur in einem sauren Umfeld so richtig aufblühen kann. Zum anderen wirkt Candida selbst sehr sauer – eine weitere ungünstige Folge eines Pilzbefalls. Anzuraten ist aus diesem Grund, der Übersäuerung durch eine gezielte Einnahme

Candida-Mykosen - Pilze wachsen nicht nur im Wald

Was bitter im Mund, ist für Magen und Darm gesund.

basischer Produkte entgegenzuwirken. Der Candida-Spezialist E. Scheller empfiehlt das Basenkolloid *Osiba*.

Paradoxerweise ist das Bindegewebe übersäuert, der Darm jedoch zu basisch. Daher ist es ratsam, den Darm mit milchsauren Getränken wie z. B. *Rechts-Regulat* oder *Kanne Brottrunk* anzusäuern. Auch der Kräuteressig *Herbacetum* ist hier bestens geeignet, um das Darmmilieu zu verbessern. Man nimmt 2 mal täglich einen Eßlöffel auf ein Glas Wasser. Durch die Probiotika-Mischung »*Super 8*« bilden die guten Bakterien im Darm wieder selbst Milchsäure.

„Was bitter im Mund, ist für den Magen gesund."

Wie so oft behält auch in diesem Fall der Volksmund Recht. Auch mit der Einnahme von Bitterstoffen können gute Resultate beim Kampf gegen Candida erzielt werden. Bitterstoffe reduzieren nicht nur das Verlangen nach Zucker sondern regen auch die Basenbildung in unserem Organismus an. Damit wirken sie einer Übersäuerung entgegen und entziehen so dem Pilz seine Lebensgrundlage. Leider ist der Bitterstoffanteil in Obst und Gemüse über die Jahrhunderte hinweg weggezüchtet worden. Klassisches Bittergemüse wie Gurken, Chicoree oder Tomaten enthält nur noch einen Bruchteil seines normalen Bitterstoffanteils.

Die Folge ist, dass in unserer heutigen Gesellschaft überwiegend nur noch drei verschiedene Geschmacksrichtungen auf den Tisch kommen: süß, sauer und salzig. Ernährungsexperten sind sich einig, dass diese Entwicklung zu Lasten unserer Gesundheit geht. Verschiedenen Erkrankungen, darunter auch dem Candida-

Candida-Mykosen - Pilze wachsen nicht nur im Wald

Befall, wird durch die Verbannung von Bitterstoffen aus unserem Speiseplan der Weg geebnet.

Behelfen kann man sich durch die häufige Verwendung von Kräutern, die Bitterstoffe enthalten. Dies sind beispielsweise Löwenzahn, Oregano, Beifuss, Pfefferminze oder Schafgarbe. Um den Bedarf an Bitterstoffen zu decken, müsste man allerdings täglich sehr viele Kräuter verzehren. Deshalb empfiehlt sich zusätzlich die Verwendung von Fertigpräparaten wie *Bitterstern*, *Schwedenkräutern* oder *7-Kräuter-Pulver*.

Die Behandlung der Candida-Mykose erfordert ein umfangreiches Konzept. In einem einzelnen Kapitel ist es unmöglich, alle wichtigen Schritte darzulegen. Der Schwerpunkt sollte jedoch auf einer strikten Anti-Pilz-Diät und der Einnahme der Probiotika liegen, um den Darm wieder zu regenerieren. Auf den folgenden Seiten lesen Sie, warum eine intakte Darmschleimhaut enorm wichtig für Ihre Gesundheit ist.

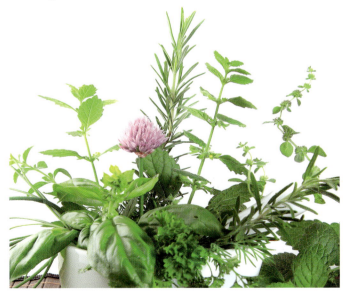

Würzen Sie Ihre Speisen mehr mit Kräutern.

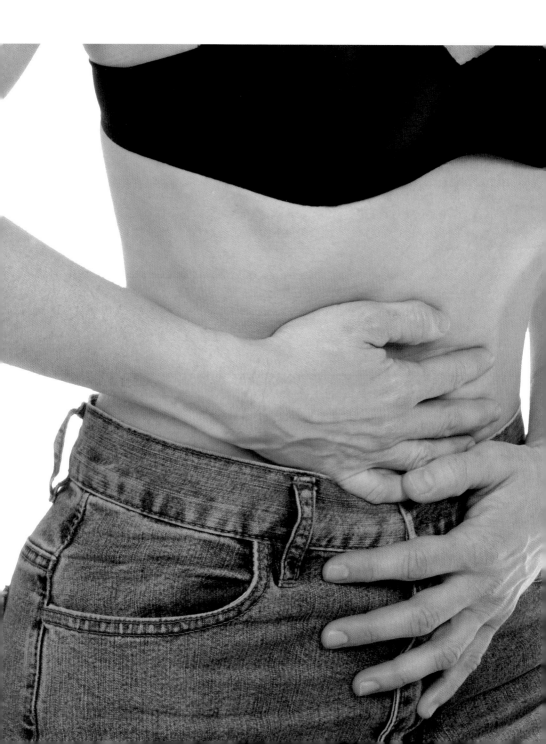

Wenn der Darm nicht ganz dicht ist ... Das Leaky-Gut-Syndrom (LGS)

Unsere Darmschleimhaut hat eine Art Wächterfunktion. Die wichtigen Stoffe wie Vitamine, Mineralstoffe, Aminosäuren etc. müssen vom Darm aus in den Blutkreislauf gelangen.

Andererseits sollte halbverdauter Nahrung, Allergenen und krankmachenden Keimen der Zutritt ins Blut verwehrt werden. Bei einem Großteil der Bevölkerung weist die Darmschleimhaut heute Löcher auf. Die Folgen sind fatal. Alle möglichen Beschwerden können auftreten, wenn Stoffe in unseren Organismus kommen, die dort nicht hingehören.

Die Regenerierung der Darmschleimhaut hat bei vielen Erkrankungen oberste Priorität.

Wenn der Darm nicht ganz dicht ist ...

Bei einer geschädigten Darmschleimhaut gelangen Stoffe in den Blutkreislauf, die dort nicht hingehören. Schadstoffen, Viren, Bakterien, Candida-Hefen und allergie-auslösenden Stoffen ist somit Tür und Tor geöffnet.

Unser Darm ist im Inneren mit einer Schleimschicht überzogen. Diese muss zwei sehr gegensätzliche Anforderungen erfüllen:

1. Die Darmschleimhaut muss eine hohe Durchlässigkeit für alles haben, was unser Körper braucht – Fettsäuren, Aminosäuren, Kohlenhydrate, Mineralstoffe, Vitamine...

2. Sie muss eine Barriere gegenüber allem darstellen, was im Blut unerwünscht ist - Viren, pathogene Keime, halbverdaute Nahrung...

Diese Barriere der Darmschleimhaut ist eine der wichtigsten Grundlagen für einen gesunden Organismus. Ist diese Barriere intakt, kann sie zwischen schädlich und nützlich unterscheiden. Hier an der Darmschleimhaut ist die größte und wichtigste Grenze des Körpers zur Außenwelt. Die Darmschleimhaut ist das erste Verteidigungssystem gegen Fremdstoffe von außen. Erst danach kommen die Fresszellen im Blut, die Lymphe und Organe wie Leber, Lunge oder Niere. Täglich wird die Darmschleimhaut mit zahlreichen Stoffen konfrontiert. Hier entscheidet sich, was in das Blut aufgenommen wird und was wieder ausgeschieden wird.

Im Mittelalter hatte jede Stadt zur Verteidigung eine Stadtmauer. So waren die Bewohner der Stadt geschützt. Problematisch wurde es erst, wenn die Stadtmauer große Löcher hatte oder das Tor zerstört wurde.

Wenn Ihre Darmschleimhaut nicht dicht ist, kleine Löcher aufweist, kommen unverdaute Nahrungsbestandteile direkt in den Blutkreislauf. Dies führt zu enormen Problemen wie Nahrungsmittelunverträglichkeiten, Allergien, Darmentzündungen. Wenn pathogene Keime in das Blut gelangen,

Wenn der Darm nicht ganz dicht ist ...

ist unser Immunsystem 24 Stunden in Alarmbereitschaft. Es kommen auch vermehrt Gifte ins Blut, die normalerweise an der Darmschleimhaut abgefangen werden: Schwermetalle, Farbstoffe, Konservierungsstoffe, Pestizide und weitere Toxine.

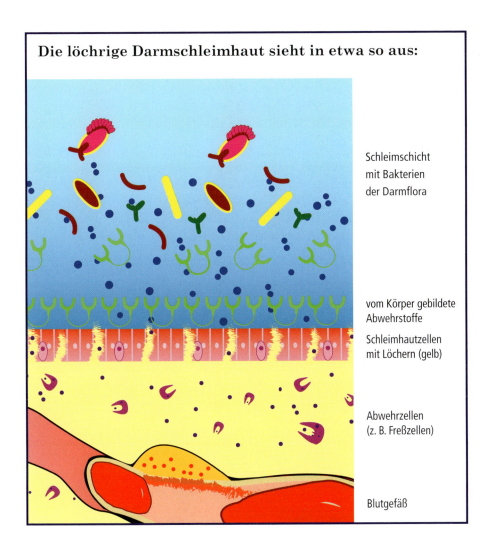

Die löchrige Darmschleimhaut sieht in etwa so aus:

Schleimschicht mit Bakterien der Darmflora

vom Körper gebildete Abwehrstoffe

Schleimhautzellen mit Löchern (gelb)

Abwehrzellen (z. B. Freßzellen)

Blutgefäß

Wenn der Darm nicht ganz dicht ist ...

Die Naturärztin Dr. med. Veronica Carstens empfiehlt das homöopathische Mittel *Okoubaka*, um Toxine im Darm zu binden und auszuleiten.
Okoubaka wird aus der Rinde eines Baumes gewonnen, der in Westafrika wächst. *Okoubaka* bekommen Sie in den verschiedensten Potenzen in Apotheken.

Wie kann ich dafür sorgen, dass meine Darmschleimhaut intakt bleibt?, werden Sie sich jetzt vielleicht fragen.

Man weiß heute, dass die Darmflora hier die entscheidende Rolle spielt. Eine gesunde Darmflora bildet kurzkettige Karbonsäuren wie zum Beispiel Essig- oder Milchsäure. Diese versorgen die Darmschleimhaut mit Energie. Man sieht hier wiederum, wie wichtig eine stabile, gesunde Darmflora ist.

Fehlen die wichtigsten Keime wie Milchsäure- und Bifidobakterien, degeneriert die Darmschleimhaut. Als Folge davon können sich Entzündungen im Darm entwickeln, die wiederum zu weiteren Problemen führen.

Sind Candidapilze und andere krankmachende Keime im Darm, können deren Toxine die Darmschleimhaut angreifen. In dem Abschnitt „Selbstvergiftung durch Pilzgifte" wurden diese Zusammenhänge ausführlich erklärt.

Die Heilpflanze Aloe Vera wirkt anti-entzündlich, hilft Candida in Schach zu halten und regeneriert den Darm.

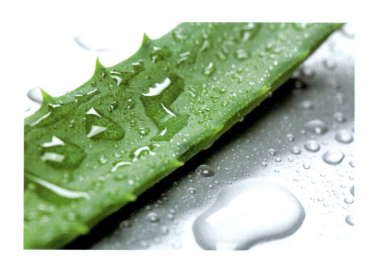

Wenn der Darm nicht ganz dicht ist ...

In einem Diagramm kann man sich den Werdegang von Verdauungsproblemen folgendermaßen vor Augen führen:

Schädigung der natürlichen Darmflora durch Schwermetalle, Pestizide, Antibiotika, Chemotherapie, Stress, Rauchen, Konservierungsmittel etc. ↓

Besiedelung des Darmes mit Candida oder anderen pathogenen Keimen.
↓

Schädigung der Darmschleimhaut durch Mykotoxine wie Acetaldehyd, Fuselalkohole etc. - die Darmwand bekommt Löcher.
↓

Halbverdaute Nahrung und Toxine gelangen in die Blutbahn

Die Darmwand entzündet sich – es gelangen noch mehr unerwünschte Stoffe in das Blut. ↓

Der Körper ist nicht mehr in der Lage, sich ausreichend gegen gefährliche Eindringlinge wie Viren, Bakterien und Pilze zur Wehr zu setzen - häufige Infektanfälligkeit kann die Folge sein.
↓

Chronisch entzündeter Darm (CED), Reizdarmsyndrom, Colitis ulcerosa, Morbus Crohn... ↓

Allergien, Nahrungsmittelunverträglichkeiten wie Zöliakie, Laktose- oder Fructoseintoleranz – der Darm entzündet sich noch mehr, wenn man die Nahrungsmittel, die man nicht verträgt, nicht konsequent meidet. ↓

Chronische Entzündungen fördern das Entstehen von weiteren Erkrankungen, vor allem Diabetes, Herzinfarkt, Schlaganfall und Krebs. ↓

Durch die Entzündung im Darm kommt es auch zu einer Unterversorgung mit Vitalstoffen: Haarausfall, brüchige Nägel, Osteoporose, Heuschnupfen, Asthma, Rheuma, Gelenkschmerzen, Fibromyalgie, Migräne, chronische Müdigkeit (CFS), Schlafstörungen, Immunschwäche, Multiple Sklerose, Autoimmunkrankheiten bis hin zu Krebs.

Wenn der Darm nicht ganz dicht ist ...

Die meisten dieser Erkrankungen werden nicht nur durch das Eindringen von Fremdstoffen in den Körper verursacht, sondern auch durch den Vitalstoffmangel, der beim Leaky Gut Syndrom zwangsläufig auftritt.

Wir sehen wieder einmal mehr: Ist der Darm krank, ist der ganze Mensch krank!

Leider wird die Ursache einer Erkrankung oft nicht im Darm gesucht, vor allem wenn sich die Symptome in einer ganz anderen Körperregion bemerkbar machen.

Wer denkt bei Neurodermitis, Juckreiz, Haarausfall, Blasenentzündung, Diabetes, Herzrhythmusstörungen, Depressionen und Krebs schon an eine gestörte Darmflora? Nur ein Therapeut, der die Zusammenhänge kennt!

Wir müssen einfach verstehen, dass eine Mangelernährung zu jeder x-beliebigen Erkrankung führen kann. Eine Fehlbesiedelung im Darm ist übrigens nicht gleichbedeutend mit Untergewicht. Es gibt auch Menschen mit einer Dysbiose, die übergewichtig sind. Man kann sprichwörtlich an vollen Töpfen Hunger leiden.

So wird Ihr Darm wieder dicht ...

Eine Regenerierung der Darmschleimhaut ist in der Regel ein langwieriger Prozess. Man muss mehrere Schritte durchführen, um erfolgreich zu sein. Die wichtigsten sind:

- **Ernährungsumstellung**
- **Aufbau der Darmflora mit einem guten probiotischen Mittel**
- **sonstige Maßnahmen**

Die Ernährung bei einem kranken Darm

Eine Ernährungsumstellung sollte der erste Schritt sein. Alles, was das Pilzwachstum im Darm fördert, muss konsequent gemieden werden. Dazu gehören: alle Arten von Zucker, Traubenzucker, Fruchtzucker, Honig, Süßigkeiten, Obstsäfte, gesüßte Getränke wie Limonade und Cola, Weißmehlprodukte, Fastfood, hefehaltiges Gebäck, Brot und Bier.

Wenn der Darm nicht ganz dicht ist ...

Achten Sie auch auf versteckten Zucker, der auf Verpackungen als Glukose, Saccharose, Fruchtzucker, Dextrose oder Maltodextrin deklariert ist.

Süßstoffe sind auch nicht empfehlenswert, vor allem Aspartam ist sehr umstritten.

Viele Therapeuten lehnen bei einem geschädigten Darm auch Kuhmilchprodukte ab. Zum einen, weil hier oft eine Unverträglichkeit vorliegt, zum anderen, weil das Casein die Darmzotten schädigen kann. Ein kranker Darm verträgt auch keine Rohkost.

Sie sollten jene Nahrungsmittel meiden, die Sie nicht vertragen. Meist sind dies Milchprodukte und glutenhaltige Getreide wie Weizen, Gerste, Roggen, Dinkel und Hafer. Diese Unverträglichkeiten herauszufinden, gleicht einer Detektivarbeit.

Es gibt spezielle Labortests, die sehr hilfreich sein können. Auch Biofeedbackmethoden sind geeignet, wenn ein Therapeut diese gut beherrscht.

Sie selbst können Unverträglichkeiten nur aufdecken, wenn sie in einer Rotationsdiät nach und nach immer wieder mal verdächtige Lebensmittel konsequent meiden. Wenn sie mal vier Wochen komplett auf alle Milchprodukte verzichten und sie sich von Tag zu Tag besser fühlen, wissen Sie, wo der Hase im Pfeffer liegt.

„Was soll ich dann überhaupt noch essen und trinken?", werden Sie sich jetzt wohl fragen. Keine Sorge, es bleiben schon noch viele Lebensmittel übrig, darunter auch solche, die Sie vielleicht noch gar nicht kennen.

- Gut vertragen wird in der Regel gedämpftes Gemüse. Es gibt dutzende Gemüsesorten, die sehr lecker schmecken, wenn sie gut mit Gewürzen und Kräutern, abgeschmeckt sind. Gut für die Darmflora sind alle Arten von Kohl, wie Sauerkraut, Rosenkohl, Rotkohl, Brokkoli und Wirsing.

- Zwiebeln und vor allem Knoblauch wirken gegen Pilze, Viren und Bakterien.

- Kartoffeln werden normalerweise auch sehr gut vertragen.

Wenn der Darm nicht ganz dicht ist ...

- Beim Getreide ist es besser, auf jene Sorten auszuweichen, die kein Gluten enthalten. Dazu gehören: Buchweizen, Mais, Reis, Quinoa und Amarant.

- In jedem Bio-Laden und Reformhaus gibt es inzwischen auch glutenfreies Brot, Gebäck und Nudeln.

- Von den Obstsorten sollten Sie jene einkaufen, die nicht so süß sind, wie Äpfel, Ananas, Zitrusfrüchte und Beeren.

Glücklicherweise gibt es inzwischen auch spezielle Ratgeber und Rezeptbücher für Menschen, die an Zöliakie, Fructose-Intoleranz, Reizdarm, Candida oder Lactose-Intoleranz leiden.

Aufbau der Darmflora

Über die Bedeutung einer guten Darmflora für den Aufbau einer intakten Darmschleimhaut wurde bereits ausführlich berichtet. Sind die richtigen Bakterien im Darm, wird ausreichend Immunglobulin A (IgA) gebildet.

IgA kann durchaus als körpereigenes Antiallergikum bezeichnet werden. IgA sorgt dafür, dass die Schleimhaut wieder dicht wird. Somit wird das Eindringen von Bakterien, Baterienteilen, Pilzen, halbverdauter Nahrung und Toxine in die Blutbahn verhindert.

Sonstige Maßnahmen beim Leaky-Gut-Syndrom

Stressreduzierung

Eine Studie an der Universität Melbourne hat die Ursache dafür gefunden, warum Stress den Darm schädigt.

Das Forscherteam, das aus Psychologen und Wissenschaftlern der Biotechnologie bestand, fand heraus, dass die Darmflora selbst äußerst sensibel auf Hektik reagiert. In Zeiten der Anpassung nimmt die Zahl der Milchsäurebakterien im Darm erheblich ab. Dass Stress einen negativen Einfluss auf die Immunfunktionen unseres Körpers und auf das allgemeine Wohlbefinden hat, ist seit langem, bekannt. Doch die Erkenntnis, dass dies in direktem Zusammenhang mit einem Massensterben unserer gesunden

Darmkeime in Verbindung steht, ist neu. Die Forschungsergebnisse wurden in der Februar-Ausgabe von „Biological Psychology" veröffentlicht.

Stress in jeder Form sollte gemieden oder abgebaut werden. Zum Stressabbau eignen sich Entspannungsmethoden und Sport. Ausdauersport regt außerdem die Entgiftung an, und bewirkt, dass alle inneren Organe besser durchblutet werden.

Entzündung eindämmen

Die Natur kennt viele entzündungshemmende Substanzen. Allen voraus Weihrauch und Myrrhe. Auch Curcuma und Kamille haben sich bewährt. Wichtig sind Omega-3-Fettsäuren, die sehr stark entzündungshemmend wirken. Aloe Vera ist nicht nur entzündungshemmend. Auch Pilze und andere Mikroben werden durch „Die Königin der Heilpflanzen" dezimiert. Zusätzlich hilft Aloe, die Darmschleimhaut wieder aufzubauen.

Gifte binden

Um Toxine im Darm zu binden und zur Ausscheidung zu bringen, eignet sich Heilerde, Flohsamenschalen und die Chlorella-Alge.

L-Glutamin

L-Glutamin ist eine Aminosäure, welche die Darmschleimhaut wieder regenerieren kann. Empfohlen werden täglich bis zu 30 Gramm. Bestellen kann man diese Aminosäure über Apotheken oder über das Internet.

Colon-Hydro-Therapie

Diese Methode wird in einem nachfolgenden Kapitel über Darmreinigung ausführlicher beschrieben. Die amerikanische Naturärztin Gloria Gilbere, die selbst betroffen war, schreibt: *„.... die Colon-Hydro-Therapie rettete mir das Leben!"*

Man sieht also, es ist wichtig, bei Darmproblemen und insbesondere beim Leaky-Gut-Syndrom mehrere Therapiemaßnahmen zu ergreifen.

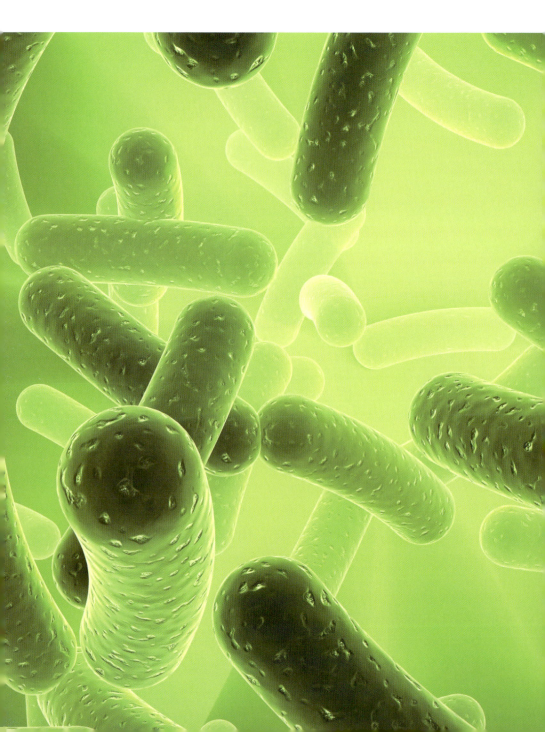

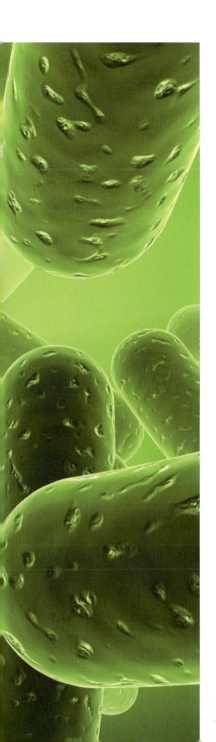

Probiotika - Helden der Immunabwehr

Eine intakte Darmflora kann am besten mit den richtigen Keimen wieder »aufgeforstet« werden.

Bei einem Wald, der abgeholzt wurde, ist es wichtig, dass viele verschiedene Bäume gepflanzt werden, damit das Ökosystem wieder funktioniert.

In unseren Darm müssen wieder die richtigen Bakterien kommen, damit die gesamte Verdauung und alles, was damit zusammenhängt, wieder reibungslos ablaufen kann. Aus diesem Grund trifft auch der Name dieser guten Darmbakterien völlig ins Schwarze, Probiotika bedeutet aus dem Griechischen übersetzt »für das Leben«.

> **Definition:**
>
> **Probiotika sind lebende Mikroorganismen, die in ausreichender Menge in aktiver Form in den Darm gelangen und dort positive Wirkungen hervorrufen.**

Probiotika zeichnet die Eigenschaft aus, dass sie widerstandsfähiger gegenüber den Verdauungssäften sind als normale Milchsäure-bakterien, die in Sauermilchprodukten wie beispielsweise Buttermilch oder Joghurt vorkommen.

Aus diesem Grund erreichen Probiotika (im besten Fall) den Dickdarm in weitaus größerer Zahl als herkömmliche Milchsäuren-bakterien, die meist auf dem Weg dorthin vernichtet werden. Dick- und Dünndarm sind die Wirkungsstätte der probiotischen Bakterien. Hier können sie die Dickdarmflora unterstützen und damit das Immunsystem kräftigen, indem sie gute Bakterien und Abwehrzellen stärken und krankheitserregende Keime unterdrücken. Die bekanntesten probiotischen Bakterien sind die Lactobazillen und Bifidobakterien.

Wichtig zu wissen ist allerdings folgendes: Nicht alle Bakterienstämme besitzen entsprechende gesundheitsfördernde Wirkungen. Die in den Studien nachgewiesenen Wirkungen gelten nur für das jeweils getestete Probiotikum. Was für einen bestimmten Stamm der Lactobazillen zutrifft, darf also nicht automatisch einem anderen Lactobazillen-Stamm zugeschrieben werden.

Die meisten Probiotika sind in Kapselform erhältlich. In dieser Form gegeben, haben die Probiotika tatsächlich eine realistische Chance die Magen-Darmpassage unbeschadet und in großer Anzahl zu überstehen. Zum anderen befinden sie sich innerhalb der Kapsel in einer Art Tiefschlaf. Aufgeweckt werden sie erst, wenn sie in ihrer Wirkungsstätte, dem Darm, ankommen.

In unserem Darm tummeln sich etwa 1,5 Kilogramm Bakterien, verteilt auf rund 500 verschiedene Stämme. Dieses bunte Miteinander kennen Sie inzwischen unter der Bezeichnung „Darmflora". Hier sind auch unsere probiotischen Darmbakterien heimisch, hier können sie ihr Potenzial entfalten.

Unsere probiotischen Darmbakterien unterstützen die guten Bakterien wie zum Beispiel unsere Abwehrzellen bei ihren Aufgaben. Sie sorgen dafür, dass sich diese unbeschwert vermehren können und tragen auf diese Art und Weise dazu bei, dass gesundheitsschädliche Keime und unerwünschte Eindringlinge relativ problemlos in Schach gehalten werden.

Da knapp 80 Prozent aller körpereigenen menschlichen Abwehrzellen ihr Zuhause im Darm haben spielen Probiotika tatsächlich eine ganz entscheidende Rolle, wenn es darum geht, unser Immunsystem aufzubauen, zu kräftigen und zu bewahren.

> „Die Darmflora ist ein zentrales Element für unsere Abwehrkraft: Sie verdrängt oder tötet in den Darm eingedrungene Krankheitserreger und spielt eine wichtige Rolle bei der Entwicklung unseres Immunsystems."
>
> Prof. Dr. Heinz Hammer

Probiotika und Durchfall

Erwiesen ist mittlerweile auch, dass Probiotika die Dauer und Schwere von Magen-Darm-Infektionen und Durchfallerkrankungen mildern können. Auch vorbeugend können sie, beispielsweise vor Reisen in Länder, in denen ungewohnte Essgewohnheiten vorherrschen, eingesetzt werden. In diesen Fällen sollte man bereits etwa eine Woche vor Reisebeginn mit der Einnahme der probiotischen Keime beginnen. Auch Durchfallerkrankungen, die durch Antibiotika hervorgerufen werden, können gemildert oder sogar ganz verhindert werden.

Probiotika

„Die Gesundheits-wächter der Darmflora, hauptsächlich Lacto-bazillen und Bifido-bakterien, machen den Krankheitserregern das Leben schwer."

Prof. Dr. Michael Hamm

Probiotika und Verdauung

Wer Probleme mit der Verdauung hat, kann mit der gezielten Einnahme von Probiotika eine dauerhafte Verbesserung erreichen. Ganz gleich, ob es sich um Verstopfung handelt oder ob einem Durchfälle übel mitspielen, die positive Wirkung probiotischer Bakterien auf eine gesunde Verdauungsfunktion ist mittlerweile in mehreren Studien bewiesen worden.

Probiotika und Schwangerschaft

Während einer Schwangerschaft Bakterien zu sich nehmen? Das mutet vielen (werdenden) Müttern im ersten Augenblick sicher seltsam an. Erwiesen ist mittlerweile aber, dass eine Einnahme probiotischer Bakterien während Schwangerschaft und Stillzeit der Entwicklung von Allergien und speziell von Neurodermitis beim Kind vorbeugt.

Probiotika hilft Frühgeborenen zu einem besseren Start ins Leben. Eine gemeinsame Studie des Deutschen Instituts für Ernährungs-forschung Potsdam-Rehbrücke (DIfE) und des Ernst von Bergmann Klinikums in Potsdam hat ergeben, dass Frühchen sich besser entwickeln, wenn ihnen zusätzlich zu ihrer Nahrung probiotische Bakterien (Bifidobacterium lactis) gegeben werden. Zu früh geborene Kinder, die aufgrund eines Infektes mit Antibiotika behandelt wurden, konnten durch Gabe der probiotischen Bakterien früher auf natürlichem Wege ernährt werden und legten schneller an Gewicht zu, als Kinder, die das Probiotikum nicht erhielten. Auch eine verbesserte Immunabwehr durch die gezielte Gabe probiotischer Bakterien konnte bei den Frühgeborenen festgestellt werden.

Probiotika

Probiotischer Joghurt aus dem Supermarkt - eine Investition in die Gesundheit?

Sie sind DER Verkaufsschlager der letzten Jahre: funktionelle Lebensmittel.

Seit 1994 der erste probiotische Joghurt in den Supermarktregalen zu finden war, schießen diverse Formen des Functional Food (funktionelle Lebensmittel) wie Pilze aus dem Boden.

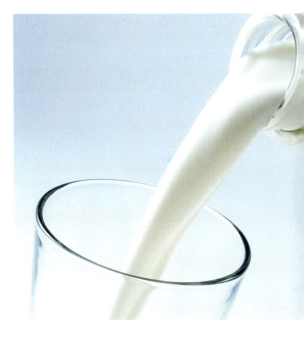

Die probiotischen Bakterien sind mittlerweile nicht nur in Milchprodukten wie Joghurt und Milcherzeugnissen zu finden, sondern werden auch Fruchtsäften, Margarine, Müsli, Säuglingsnahrung, oder Salami beigemischt.

Functional Food: Was ist das eigentlich?

Der Begriff Functional Food ist bislang noch eine relativ „rechtsfreie" Zone, da der Begriff gesetzlich nicht genau definiert ist. Gemeinhin versteht man darunter Lebensmittel, die über ihre reine Nährfunktion hinaus Gesundheit und Wohlbefinden erhöhen bzw. bestimmte Risikofaktoren für diverse Krankheiten verringern sollen. Um dies zu erreichen, werden aus Lebensmitteln bestimmte Inhaltsstoffe (z.B. Laktose aus Milchprodukten) entfernt, die für Allergiker unverträglich sind, bzw. Lebensmitteln werden Inhaltsstoffe zugesetzt, um eine positive gesundheitliche Wirkung zu erzielen, wie es beispielsweise bei den so genannten probiotischen Joghurtdrinks der Fall ist.

2008 legte der Umsatz mit probiotischen Joghurts um satte 24 Prozent zu. Über die Hälfte der deutschen Haushalte kaufen

Probiotika

angereicherte Milcherzeugnisse und zahlen dafür deutlich mehr als für herkömmliche Joghurts.

Warum Supermarkt-Probiotika nichts bringen

Meist bevorzugen die Hersteller der einzelnen probiotischen Lebensmittel jeweils einen ganz bestimmten Bakterienstamm für ihr Produkt. Und hier fängt das Versprechen von besserer Immunabwehr und mehr Gesundheit bereits schon an, unglaubwürdig zu werden.

Die Eigenschaften der einzelnen Probiotika sind stammspezifisch. Wenn also für einen bestimmten Bakterienstamm ein positiver Effekt im Hinblick auf Durchfall nachgewiesen wurde, so bedeutet dies nicht, dass alle probiotischen Keime diese förderliche Wirkung haben. Das komplizierte Abwehrsystem des menschlichen Körpers ist mit Sicherheit nicht damit zufriedenzustellen, dass wir ihm einen bestimmten Bakterienstamm - und noch dazu in völlig unzureichender Menge - zuführen.

Wir erinnern uns: Probiotika müssen Magen- und Gallensäure weitestgehend unbeschadet überstehen, da sie nur positiv auf unsere Gesundheit wirken können, wenn sie lebend im Darm ankommen. Zum anderen muss die Zahl der in den Lebensmitteln enthaltenen Bakterien groß genug sein, damit gewährleistet wird, dass eine ausreichend große Menge den Darm erreicht.

Eine nennenswerte Besiedelung des Darmes mit, durch Functional Food zugeführten, „guten" Bakterien, findet allein schon deshalb nicht statt, weil ihre Konzentration in den Lebensmitteln viel zu gering ist. Ein paar Hunderttausend gute Bakterien können im dicht besiedelten Darm nichts ausrichten.

Leider sind viele Drinks auch recht stark gezuckert. Einige Produkte enthalten zwölf (und mehr) Gramm Zucker auf 100 Gramm! Nicht umsonst hat die Verbraucherorganisation Food watch im Jahr 2009 dem Produkt *Actimel* den „Goldenen Windbeutel" für die dreisteste Werbelüge verliehen.

Qualitätskriterien für Probiotika

Mittlerweile ist die positive Wirkung von probiotischen Keimen im Darm unbestritten. Wie bei allem gilt aber auch hier: Gut ist nicht gleich gut und gerade in diesem Bereich gibt es enorme Qualitätsunterschiede bei den Produkten. Für Verbraucher, aber auch für Therapeuten ist es wichtig, die Qualitätsmerkmale zu kennen.

Nicht jeder Bakterienstamm kann das gleiche leisten. Nur weil ein bestimmter Stamm bei Durchfallerkrankungen helfen kann, trifft das nicht unbedingt auf die ganze Probiotika-Familie zu. In vielen Nahrungsergänzungsmitteln befinden sich lediglich einer oder höchstens zwei verschiedene Probiotikastämme. Wunder darf man von diesen Produkten sicherlich nicht erwarten.

In qualitativ hochwertigen probiotischen Nahrungsergänzungsmitteln sind die Wichtigsten sowie besonders gute und wirkungsvolle Bakterienkulturen enthalten. Nur die sogenannte Elite unter den probiotischen Keimen sollte dort ihren Platz finden, denn die Bakterien müssen widerstandsfähig genug sein, um unbeschadet von den sauren Magensäften den Darm erreichen zu können. Gelingt dies, haben sie nachweislich vielseitige positive Auswirkungen auf unsere Gesundheit.

Im Darm können die gesunden Keime dann eine Wirkung entfalten, die weit über die Regulierung der Verdauungsfunktion hinausgeht. Unter anderem können sie nicht nur die gesamte Abwehrfunktion des menschlichen Körpers steigern und Infektionserkrankungen verhindern bzw. sie bei Ausbruch mildern. Sie können bei regelmäßiger Einnahme, kombiniert mit einer gesundheitsbewussten Ernährung, sogar eine vorbeugende Wirkung gegen die Entstehung von Dickdarmkrebs haben.

Die Masse macht's

Im Gegensatz zu vielen probiotischen Nahrungsergänzungsmitteln verfügen qualitativ hochwertige Produkte über eine enorme Anzahl an probiotischen Bakterien. Mindestens zwei Milliarden aktive Kulturen sollten sich in einer Tagesdosis für Kinder befinden, damit sichergestellt ist, dass nach dem beschwerlichen

Qualitätskriterien für Probiotika

Weg durch den Magen auch noch genug Keime im Darm ankommen. Für erwachsene Menschen, die bereits unter schwerwiegenden Darmproblemen leiden, reicht aber auch die hohe Zahl von zwei Milliarden nicht aus. Gute probiotische Produkte erkennt man unter anderem auch daran, dass sie in verschiedenen Dosierungen erhältlich sind. So können bei Candida-Befall oder bei chronisch entzündlichen Darmerkrankungen wie Colitis ulcerosa oder Morbus Crohn bis zu 70 Milliarden probiotische Keime täglich notwendig sein, um in dem geschundenen Darm etwas auszurichten.

Unsere Darmflora verändert sich im Laufe der Jahre

Unser Darm ist zwar äußerst widerstandsfähig, aber auch er unterliegt einem sogenannten Alterungsprozess. Ein Säugling, Kind bzw. Teenager verfügt über eine komplett andere Darmflora als ein Erwachsener. Im Seniorenalter, oft jedoch schon ab 55 Jahren, verändert sich die Darmflora erneut. Umso wichtiger ist es, dass je nach Alter die richtigen probiotischen Stämme in der richtigen Konzentration eingenommen werden, damit diese ihre volle Wirkung entfalten können.

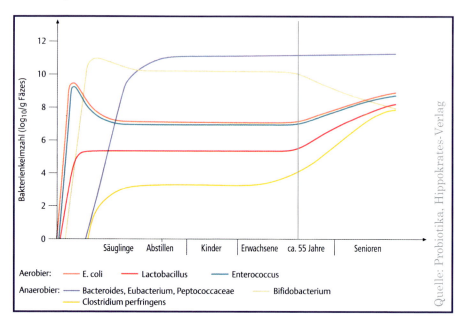

Qualitätskriterien für Probiotika

Auch in diesem Punkt heben sich gute von weniger guten Probiotika ab. Denn den sich wandelnden Ansprüchen des Darms sollten hochwertige Produkte Rechnung tragen und in speziellen, individuellen Mischungen für jede Altersgruppe erhältlich sein. Leider gibt es nur sehr wenige Hersteller auf dem Markt, die altersspezifische Probiotika-Mischungen anbieten.

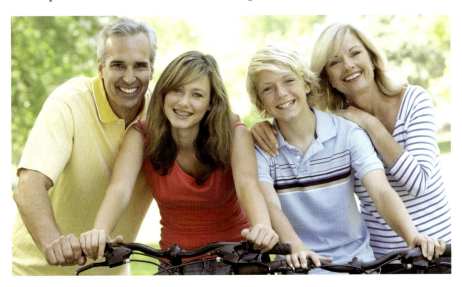

Vegetarische Hüllen statt Gelatine

Manche probiotischen Mischungen stehen in Kapseln aus Gelatine zum Verkauf. Für Vegetarier ist dies keine gute Lösung. Zudem bekommt auch den Keimen der Aufenthalt in der Gelatinekapsel nicht sonderlich gut. Einer der Hauptgründe dafür, dass die Konzentration lebender Mikroorganismen in probiotischen Produkten zu gering ist, ist die Feuchtigkeit. Je weniger Feuchtigkeit die Bakterien ausgesetzt sind, desto länger sind sie im Stande, zu überleben. Während der Wasseranteil in einer durchschnittlichen Gelatinekapsel bei 15 Prozent liegt, beträgt er in einer vegetarischen Kapsel nur rund fünf Prozent. Der Unterschied zeigt sich in einer höheren probiotischen Wirksamkeit. Aus diesem Grund ist es auch sinnvoll, darauf zu achten, dass die Probiotika, für die Sie sich entscheiden, in Zellulosekapseln angeboten werden.

Qualitätskriterien für Probiotika

Wichtige Keime für den gesunden Darm

- **Lactobazillus acidophilus** produziert Milchsäure, welche die Ausbreitung von Darmpilzen behindert. Außerdem ist er ein natürliches Antibiotikum. Das Bakterium L. acidophilus verhindert das Wachstum von krankheitserregenden Bakterien wie beispielsweise Salmonellen. Studien haben gezeigt, dass L. acidophilus Laktoseintoleranz reduzieren kann, das Immunsystem stärkt sowie den Cholesterinspiegel senkt.

- **Lactobazillus brevis** ist ein kurzlebiges Bakterium, welches Laktoseintoleranz-Symptome lindert. Es verhindert das Wachstum schädlicher Keime und hat eine erwiesene antibakterielle Wirkung.

- **Lactobazillus bulgaricus** ist ein kurzlebiger Bakterienstamm, der Interferon herstellt. Interferon ist ein Eiweiß, das die Vermehrung von eindringenden Viren auf ihrem Weg in den Verdauungstrakt verhindert. Es hilft auch bei Durchfall und Laktoseempfindlichkeit.

- **Lactobazillus casei** wird zur Milchfermentierung verwendet und kommt im Mund und im Verdauungstrakt vor. Es baut Kohlenhydrate ab und verhindert das Wachstum schädlicher Keime im Dünndarm. Studien haben gezeigt, das L. casei antibakteriell wirkt und hilfreich bei Durchfall ist, der durch Antbiotikaeinnahme und Viren verursacht wurde.

- **Lactobazillus plantarum** bildet ein natürlich vorkommendes Antibiotikum, das sogenannte Lactolin. Es hat nützliche antibakterielle Eigenschaften und wird derzeit auf seine antiallergene Wirkung hin wissenschaftlich untersucht.

- **Lactobazillus rhamnosus** hilft pathogene Bakterien zu verringern, die im Vaginal- und Blasentrakt Entzündungen verursachen. Das Bakterium produziert eine Schleimschicht, die Giftstoffe daran hindert, in den Blutkreislauf zu gelangen. Es unterstützt die Wirksamkeit von Schluckimpfungen gegen Rota-Viren und kann helfen, Gastroenteritis zu heilen.

Qualitätskriterien für Probiotika

- **Lactobazillus salivarius** kann Zahnfleischbluten, schlechte Zähne, Mundgeruch, Candidiasis und Mundschleimhaut-Geschwüre lindern. Es baut Proteine ab und produziert B-Vitamine, Enzyme und Milchsäure. Seine stark antimikrobiellen Wirkungen sind klinisch erwiesen.

- **Bifidobacterium bifidum** unterstützt die Verdauungstätigkeit und die Aufnahme von Kalzium, Eisen, Magnesium und anderen Vitaminen und Mineralien. Es produziert B-Vitamine und Milch- und Essigsäure, die das Wachstum schädlicher Bakterien verhindert. Studien haben gezeigt, dass B. bifidum das Vorkommen von akutem Durchfall bei Säuglingen reduziert. Zudem ist es hilfreich bei der Behandlung von Darmentzündungen. Bei regelmäßiger Einnahme kann es immunologische und entzündliche Reflexe bei Senioren verbessern.

- **Bifidobacterium breve** produziert Milch- und Essigsäure. Dies kann das Wachstum von Geschwür verursachenden Bakterien unterdrücken. Studien haben gezeigt, dass das Bakterium untergewichtigen Säuglingen helfen kann, an Gewicht zuzunehmen.

Achten Sie beim Kauf von Probiotika darauf, dass die meisten hier erwähnten Keime vorhanden sind. Viele Studien, die international im Zusammenhang mit Probiotika durchgeführt wurden, haben diese bewährten Keime verwendet.
(Studien siehe Anhang)

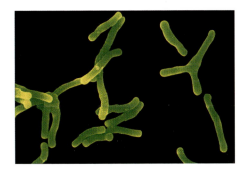

Qualitätskriterien für Probiotika

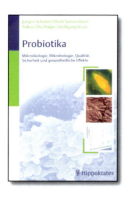

Literaturtipp:

Für Ärzte, Heilpraktiker, Pharmazeuten, Biologen und Ernährungswissenschaftler, die sich intensiver mit Studien beschäftigen möchten, ist folgendes Buch empfehlenswert:

Probiotika - Mikroökologie, Mikrobiologie, Qualität, Sicherheit und gesundheitliche Effekte.

Das Buch ist im Hippokrates-Verlag erschienen.
ISBN: 978-3-8304-5367-7   184 Seiten, 39,95 €

So wirken hochdosierte Probiotika auf Ihre Gesundheit:

- ✓ Ihr Immunsystem wird gestärkt.
- ✓ Das Risiko, an Harnwegsinfekten zu erkranken, sinkt.
- ✓ Erkältungen und Grippeerkrankungen wird wirksam vorgebeugt.
- ✓ Tritt trotzdem eine Erkältung ein, wird die Dauer der Erkrankung signifikant verkürzt.
- ✓ Das Risiko für die Entstehung von Allergien wird deutlich gesenkt.
- ✓ Bereits bestehende Allergien (auch Neurodermitis) werden deutlich gelindert.
- ✓ Laktose- und Fructoseintoleranz wird gemildert.
- ✓ Schädliche Darmpilze werden wirkungsvoll beseitigt.
- ✓ Chronisch-entzündliche Darmerkrankungen wie Morbus Crohn oder Colitis ulcerosa können sich beruhigen.
- ✓ Das Risiko, an Darmkrebs zu erkranken sinkt.

Qualitätskriterien für Probiotika

Der Experte für Gesundheit: Dr. Udo Erasmus

Es gibt Fachleute, die sehr viel über die rund 300.000 verschiedenen Krankheiten wissen. Dr. Udo Erasmus zählt weltweit zu den Experten für die Gesundheit. Sein Buch ‚Fats that Heal, Fats that Kill' (z. dt. ‚Fett, das heilt, Fett, das tötet') avancierte zu einem Bestseller und gilt heute als Standardwerk über die gesundheitliche Bedeutung von Ölen.

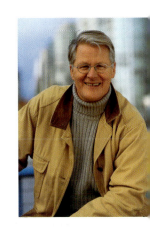

Dr. Erasmus leistete Pionierarbeit in der Entwicklung von Technologien für die Pressung und den Schutz biologischer Öle.

Auch in der Forschung und Entwicklung von hochwirksamen Probiotika hat er sich international einen Namen gemacht. Seit dem Jahr 2004 sind seine probiotischen Mischungen in Kanada, USA und in weiteren 50 Ländern auf der Erde erhältlich. Die Erfahrungen, die damit in den vergangenen Jahren gesammelt wurden, sind sehr ermutigend in Bezug auf eine harmonische Darmflora und damit auf eine gute Gesundheit. Für seine Probiotika verwendet er nur Stämme, deren Wirksamkeit in seriösen Studien nachgewiesen wurden. Auch alle anderen wichtigen Qualitätskriterien werden erfüllt. Für Säuglinge gibt es eine andere Zusammensetzung der Keime als für Kinder, Erwachsene und Senioren.

Die Anzahl der lebenden, aktiven Keime in seinen Probiotika ist ungewöhnlich hoch und deshalb auch ungewöhnlich wirksam. Selbst bei schwerwiegenden Darmproblemen wie Candida oder Leaky-Gut-Syndrom haben sich seine Probiotika bestens bewährt.

Udo Erasmus hat Biochemie und Genetik an der Universität von British Kolumbia (Kanada) studiert. Mit seinen Studien sowie seiner jahrzehntelangen Aufklärungsarbeit sicherte er sich einen Platz in der *Hall of Fame* der Canadian Health Food Association.

In den vergangenen 15 Jahren erlangte er durch zahlreiche Vorträge und Interviews in Radio- und Fernsehsendungen weltweite Anerkennung. In Deutschland wurde Dr. Erasmus vor allem durch seine hochwertigen Öle *Ω-3-Plus* und *Ω-3-DHA* bekannt.

Qualitätskriterien für Probiotika

Herstellung von Probiotika

Dr. Udo Erasmus nutzt modernste Technologien, um Probiotika von höchstmöglicher Konzentration und Reinheit herzustellen. Es wurden für seine Mischungen nur Stämme verwendet, die in Studien positive Ergebnisse zeigten. Zudem hat man Stämme ausgesucht, die gegenüber Magen- und Gallensäuren besonders resistent sind. So ist gewährleistet, dass eine hohe Anzahl guter, aktiver Keime im Darm ankommt.

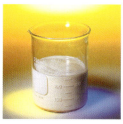

Die bewährten Bakterienstämme vermehren sich in einer Nährlösung unter kontrollierten Bedingungen.

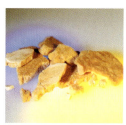

Nach der Fermentation wird filtriert. Dann gibt man geringe Mengen Lezithin und andere natürliche Substanzen dazu, um die Bakterienstämme während der nachfolgenden Gefriertrocknung zu schützen.

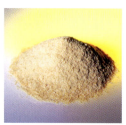

Die konzentrierte Bakterienkultur wird dann bei - 40° C gefroren. Gleichzeitig wird die Restflüssigkeit entzogen. Zurück bleibt ein Konzentrat, welches dann zu feinem Pulver vermahlen wird.

Während der Herstellung werden die Probiotika über einhundertmal im Labor kontrolliert. Sollte irgendetwas nicht stimmen, wird die ganze Charge vernichtet und man beginnt von vorne.

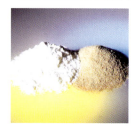

Nach der Pulverisierung werden die Reinkulturen der einzelnen Bakterienstämme vermischt und in pflanzliche Kapseln gefüllt.

Qualitätskriterien für Probiotika

Die Kapseln kommen dann in braune Glasflaschen, als Schutz vor Licht und Sauerstoff. Die Probiotika von Dr. Erasmus werden nach der Herstellung kühl gelagert. Dies gewährleistet, dass die Anzahl der Bakterien nur minimal um rund ein Prozent pro Monat sinkt. Bei Zimmertemperatur würde sich die Anzahl der aktiven Keime pro Monat um ca. sieben Prozent verringern.

Die Stämme, die Dr. Erasmus verwendet sind:

Bifidobacterium bifidum	HA-132	Lactobacillus casei	HA-108
Bifidobacterium breve	HA-129	Lactobacillus plantarum	HA-119
Bifidobacterium longum	HA-135	Lactobacillus rhamnosus	HA-111
Lactobacillus acidophilus	HA-122	Lactobacillus lactis	HA-136
Lactobacillus brevis	HA-112	Streptococcus thermophilus	HA-110
Lactobacillus bulgaricus	HA-137		

Die altersspezifischen Mischungen von Dr. Erasmus sind in Apotheken erhältlich.

Probiotika für Säuglinge	PZN 7290053
Probiotika für Kinder	PZN 7290165
Probiotika für Erwachsene	PZN 7290171
Probiotika für Senioren	PZN 7290231
Probiotika Super 8 empfohlen bei Pilzbelastungen	PZN 7290047
Probiotika Super 10 empfohlen bei Entzündungen im Darm	PZN 7289995

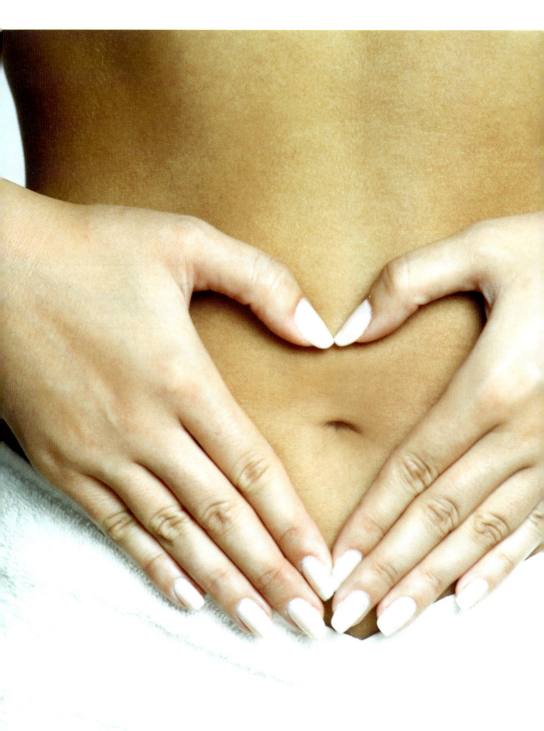

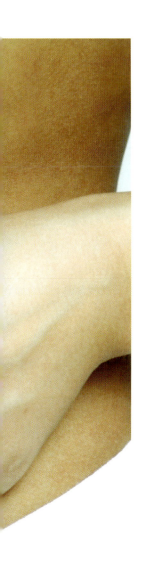

Prebiotika: Futter für die guten Darmbakterien

Es ist gut, seinem Darm ab und zu eine Kur mit probiotischen Keimen zu gönnen. Noch besser ist es, wenn Sie dafür sorgen, dass diese sich leicht in Ihrem Darm ansiedeln können. Dazu dienen Prebiotika. Ballaststoffe aus Gemüse, Vollkornprodukten, Äpfeln (Pektin) und Hülsenfrüchten gelangen unverdaut in den Dickdarm und fördern dort das Wachstum der gesundheitsfördernden Darmbewohner. Anfangs kann dies zu Blähungen führen, was schon Heinz Erhardt erkannte. Doch sobald die guten Keime im Darm die Überhand haben, werden Sie kaum noch von widrigen Winden gequält.

„Es gibt Gerüchte, dass Hülsenfrüchte -
in Mengen genommen - nicht gut bekommen."
Das macht ja nichts, ich finde das fein -
warum soll man nicht auch mal ein Blähboy sein."
　　　　　　　　　　　　　　Heinz Erhardt

79

Prebiotika: Futter für die guten Darmbakterien

> „Aus umfangreichen Untersuchungen geht hervor, dass Inulin und Oligofructose zu einer fünf- bis zehnfachen Erhöhung der nützlichen Bifido-Bakterien im Darm führt."
>
> Prof. Dr. Michael Hamm

In unserem Darm ist eine Menge los. Unsere guten Bakterien müssen sich in einer ständigen Auseinandersetzung mit schädlichen Eindringlingen beweisen. Möchten wir unsere Gesundheit erhalten, ist es deshalb wichtig, das Wachstum und die Kraft der Milchsäure- und Bifidobakterien zu fördern.

Es ist sinnvoll, eine Umgebung zu schaffen, in der sich die Probiotika so richtig wohl fühlen – und zwar mit einer reichlichen Aufnahme prebiotischer Lebensmittel.

Prebiotika (in manchen Büchern mit „ä" geschrieben) sind Ballaststoffe, die unverdaut in den Dickdarm gelangen und dort von den positiven Darmbakterien verwertet werden können. Die wichtigsten Prebiotika sind Inulin und Oligofruktose sowie resistente Stärke.

Eine ungesunde und einseitige Ernährung ist kein guter Nährboden für die kleinen Helfer. Nehmen Sie jedoch ausreichend Prebiotika zu sich, verschafft das den probiotischen Bakterien in Ihrem Bauch Tag für Tag einen reich gedeckten Tisch. Prebiotika stärken also die Darmflora, indem sie den nützlichen Darmbakterien als Futter dienen. Vor allem Gemüse wie z. B. Spargel, Chicoree, Zwiebeln, ist reich an prebiotischen Stoffen.

Ähnlich wie die Probiotika müssen auch die Prebiotika bestimmte Voraussetzungen erfüllen.

Nicht alle Ballaststoffe sind automatisch Prebiotika. Nur jene, die unverdaut den Magen und den Dünndarm passieren können und unbeschadet im Dickdarm ankommen, gehören zur Gruppe der Prebiotika.

Prebiotika: Futter für die guten Darmbakterien

Gehalte verschiedener Pflanzenarten an Inulin und Oligofruktose

Pflanzenart	Gehalt an Inulin und Oligofruktose in Prozent (%)
Chicorée	15 - 20
Knoblauch	9 - 16
Porree	3 - 10
Roggen	0,5 - 1
Weizen	1 - 4
Spargel	1 - 30
Zwiebeln	2 - 6
Bananen	0,3 - 0,7

TIPP

Auch Milchzucker kann das Wachstum guter Bakterien im Darm fördern. Doch Vorsicht! Wenn der Darm bereits schwer geschädigt ist, wird Milchzucker (Laktose) meist nicht mehr vertragen.

Gesünder mit Prebiotika

Eine regelmäßige, reichliche Prebiotika-Aufnahme kann dazu beitragen, dass sich unsere guten, probiotischen Darmbakterien ungehindert vermehren können. Durch diese positiv veränderte Darmflora wird das Wachstum von Krankheitserregern gehemmt. Mit der Folge, dass das Risiko einer Durchfallerkrankung sinkt und Verstopfungen seltener auftreten, da die Darmtätigkeit durch die größere Menge an Darmbakterien angeregt wird. Beim Abbau der prebiotischen Stoffe durch die Darmbakterien entstehen Säuren, die für ein leicht saures Milieu im Dickdarm sorgen. Dadurch

Prebiotika: Futter für die guten Darmbakterien

> **TIPP**
>
> Topinambur ist reich an Inulin. Sie bekommen die wertvolle Knolle in der kalten Jahreszeit im Bio-Laden oder auf dem Wochenmarkt. Sie schmeckt am besten roh geraspelt mit etwas Öl.

wird insbesondere die Vermehrung von Bakterien beeinträchtigt, die als eher schädlich gelten.

Mittlerweile gibt es zahlreiche Hinweise dafür, dass sowohl durch die verbesserten Immunreaktionen, die sich im Zuge einer pro- und prebiotischen Ernährungsweise ergeben, als auch durch das erschwerte Wachstum ungünstiger Bakterien, das Risiko für Dickdarmkrebs deutlich sinken kann.

Studien haben gezeigt, dass sich durch die regelmäßige Aufnahme von Prebiotika bei kranken Personen verschiedene Werte normalisieren können. Beispielsweise wurde eine Senkung des Cholesterinspiegels festgestellt. Es kristallisiert sich auch immer deutlicher heraus, dass Prebiotika einen immens stabilisierenden Einfluss auf unser Immunsystem haben.

Ein regelmäßiger Verzehr prebiotischer Nahrungsmittel erhöht zudem bei Teenagern signifikant die Calciumaufnahme und wirkt sich damit günstig auf die Knochenmineralisierung aus. Dies beugt der Entstehung von Osteoporose vor, fanden Wissenschaftler des amerikanischen Children's Hospital in Houston heraus.

Topinambur - die Indianerkartoffel

„Wer arbeitet, muss auch essen." Dieses Recht sollten Sie Ihrer Gesundheit zuliebe nicht nur sich selbst, sondern auch den nützlichen Helfern in Ihrem Darm zugestehen. Sorgen Sie also im eigenen Interesse dafür, dass Ihre gute Darmflora auch gut genährt wird.

Auf besonders einfache Weise gelingt dies durch die regelmäßige Einnahme von Pro- und Prebiotika. Sehr empfehlenswert ist das Produkt *Colon Vital*, denn es besteht überwiegend aus

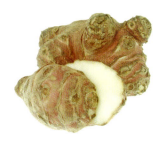

Prebiotika: Futter für die guten Darmbakterien

dem Saftpulver der Pflanze Topinambur. Sie ist außergewöhnlich reich an Inulin und damit ein ausgezeichnetes Prebiotikum.

Auf unseren Märkten und in Bio-Läden findet man die aus Kanada stammende Knolle manchmal in der kalten Jahreszeit. Roh verzehrt hat sie einen ganz vorzüglichen, angenehm nussigen Geschmack.

Neben Topinambursaftpulver ist in *Colon Vital* auch entölter, feinstvermahlener Leinsamenschrot enthalten. Dieser trägt durch seinen Lignan-Gehalt und durch weitere wertvolle Inhaltsstoffe sehr stark zur Regenerierung der Darmschleimhaut bei.

Colon Vital hat nicht nur einen **pre-** sondern auch einen **pro**biotischen Effekt und wird daher als **Synbiotikum** bezeichnet. Das Präparat enthält die sechs wichtigsten probiotischen Keime für die Darmgesundheit. Durch das Zusammenwirken der pre- und probiotischen Komponenten entsteht ein sogenannter Synergieeffekt.

Alle in *Colon Vital* enthaltenen Bakterienstämme sind in der Lage, im Darm aus Kohlenhydraten Milchsäure zu bilden. Das Plus an Milchsäure verdrängt die Fäulnisbakterien im Darm. Ihre Anzahl schrumpft beträchtlich. Dies wiederum entlastet die Leber. Wer in der ersten Zeit der Einnahme dieses Synbiontikums vermehrt mit Blähungen zu kämpfen hat, sollte nicht beunruhigt sein. Dies ist eine vollkommen normale Reaktion auf die positiven Veränderungen, die in der Darmflora vonstatten gehen.

Da *Colon Vital* gluten- und laktosefrei ist, ist das Produkt übrigens auch für Menschen mit Lactoseintoleranz und Zöliakie geeignet.

TIPP

»*Colon Vital*« ist in Apotheken erhältlich.
PZN 6136479

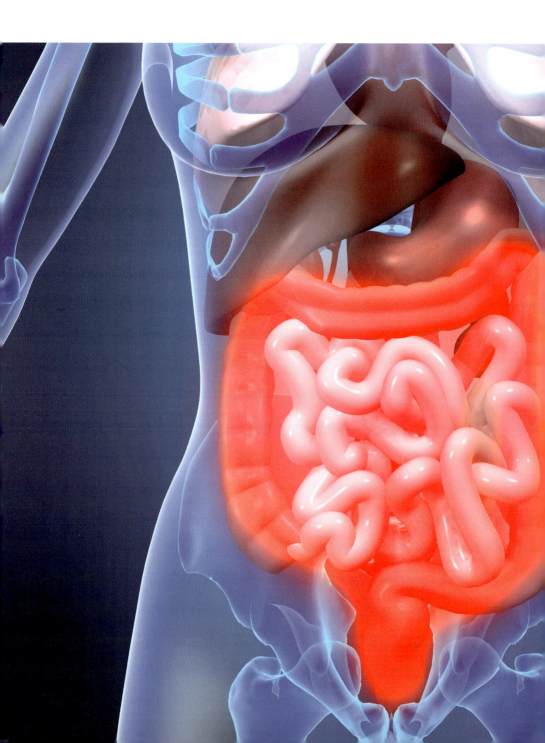

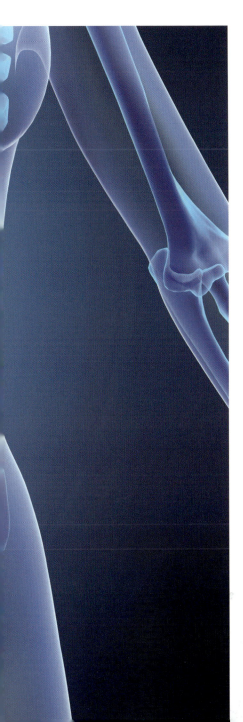

Die größten Darmfeinde

Es gibt sehr viele Faktoren, welche die sensible Flora unseres Darmes beeinträchtigen.

Wenn man diese kennt, wird man sich nicht wundern, warum der Darm bei vielen Menschen heute nicht mehr in Ordnung ist.

Zuviel: Zucker, Alkohol, Lebensmittelzusatzstoffe, Pestizide, Arzneimittel wie Antibiotika, Schmerzmittel, Cortison.

Auch Chemotherapie und Bestrahlung dezimieren die guten Keime im Darm. Selbst der allgegenwärtige Stress reduziert die Anzahl der hilfreichen Milchsäurebakterien im wichtigsten Immunorgan des Menschen.

Die größten Darmfeinde

Für die meisten Menschen ist Essen mehr als nur die bloße Nahrungsaufnahme zum Erhalt unserer Körperfunktionen. Essen kann auch ein richtiger Genuss sein. Und manchmal auch eine Sucht. In jedem Fall aber haben wir mit der Wahl unserer Lebensmittel, mit unserem „Essstil" und mit der Menge, die wir zu uns nehmen, die Möglichkeit, ganz gezielt auf unsere (Darm-)Gesundheit einzuwirken.

„Lass uns noch schnell was essen!" Fast jeder hat diesen Satz schon gehört oder selbst gesagt. Nicht umsonst erfreuen sich die großen Fast-Food-Ketten („Fast Food", engl.: Schnelles Essen) großer Beliebtheit, aber auch die Bratwurstbude um die Ecke kann sich kaum über mangelnde Kundschaft beklagen. Essen im Eilverfahren ist mittlerweile für viele Menschen zur Gewohnheit geworden.

Schnell muss es gehen – auch zu Hause. Warum denn einen Joghurt selbst ansetzen, wenn es das (vermeintlich) selbe doch schon fertig aus dem Supermarkt gibt?

All das schlägt uns im wahrsten Sinne auf den Magen. Da bei zu schnellem Essen meist nicht ausreichend gekaut wird, kommen die Nahrungsmittel in großen Brocken im Magen an. Dieser muss dann wesentlich mehr Energie dafür aufwenden, um die Nahrung durch seine Verdauungssäfte aufzuweichen und zu zersetzen.

Essen im Eilverfahren liegt uns übrigens nicht nur wie ein Stein im Magen, sondern macht sich auch unangenehm auf der Waage bemerkbar. Dem Sättigungsgefühl bleibt nicht genug Zeit, um zu reagieren. Ergo kommt das Satt-Signal meist erst dann, wenn bereits viel zu viel gegessen wurde. Dies wiederum macht unserem Darm zu schaffen. Gemäß dem Motto „Auch ein Workaholic braucht mal Pause" ist es wichtig, seinem Darm öfter mal ein wenig Entspannung zu gönnen und ihn mit gemäßigter Nahrungsaufnahme zu entlasten.

Man ist, was man isst

Neben zu vielem und zu schnellem Essen steht auch ungesunde Nahrung ganz oben auf der Liste der „Darmsünden". Kuchen und Törtchen, ein deftiger Braten, mit Pestiziden belastete und mit

Die größten Darmfeinde

Konservierungsmitteln haltbar gemachte Lebensmittel - all dies kann langfristig die freundlichen Bakterien in unserem Darm dezimieren. Gleichzeitig öffnen wir mit ungesundem Essen schädlichen Mikroorganismen, die sich in Gesellschaft von Fett und Zucker besonders wohl fühlen, die Türe. Entzündungskrankheiten, Infektionen und Allergien haben dann leichtes Spiel.

Damit die kleinen Immunsoldaten sich für unsere Gesundheit stark machen können, brauchen sie eine ausgewogene, ballaststoffreiche Ernährung. Ein knackiger, bunter Rohkostteller, ein Vollkornbrot oder frisches Obst sind genau nach dem Geschmack unseres Darms - vorausgesetzt die Darmflora ist o.k..

Natürlich bedeutet das nicht, dass ein Stück Schokolade oder ein duftender Apfelkuchen für immer tabu sein müssen. Achtet man auf eine gesunde Ernährung, darf man ohne schlechtes Gewissen auch einmal zu Fettem und Süßem greifen, denn ein gesunder Darm verzeiht gerne die ein oder andere kleine Sünde.

Der Darm ist ein Gewohnheitstier

Menschen sind Gewohnheitstiere. Wer seit Jahren oder schlimmstenfalls von frühester Kindheit an auf Süßigkeiten, Burger und Braten „getrimmt" ist, bekommt meist schon bei dem Gedanken an gesunde Kost „Bauchschmerzen".

Übrigens trifft es diese Formulierung besser als man auf den ersten Blick glauben mag. Unser Darm verfügt über ein ausgezeichnetes Gedächtnis (siehe Kapitel „Das Bauchhirn") – und ist bis zu einem gewissen Maße ein ähnliches Gewohnheitstier wie sein Träger. Wer von heute auf morgen vom Fast-Food-Junkie auf Müsli-König umstellen will, riskiert tatsächlich Bauchschmerzen.

Der Darm – nun schon seit Jahren und Jahrzehnten mit ungesunder Kost gefüttert, rebelliert bei zu raschem Wechsel auf ballaststoffreiche Kost gerne mit Blähungen, Völlegefühl und unangenehmem Bauchdrücken. Wer also ernsthaft etwas an seiner Ernährungsweise ändern möchte, sollte dies langsam, aber mit großer Konsequenz tun.

Die größten Darmfeinde

Ballaststoffe quellen im Magen auf. Wer viele Ballaststoffe zu sich nimmt, sollte also unbedingt auch auf eine reichliche Flüssigkeitszufuhr achten. Es versteht sich von selbst, dass damit keinesfalls Cola, Limo oder Alkohol gemeint ist. Am besten eignen sich dafür kohlensäurearmes oder - freies Mineralwasser, verdünnte Säfte, ungezuckerter Tee oder Buttermilch- bzw. Molkegetränke.

Stress stresst auch den Darm

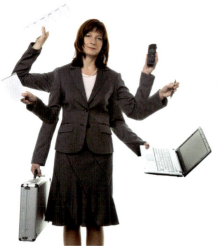

Kennen Sie das nicht auch? Eine schwierige Aufgabe liegt vor Ihnen und die Verdauung spielt plötzlich verrückt. Das ist kein Zufall! Wissenschaftler haben längst herausgefunden, dass seelische Anspannung einen direkten Einfluss auf unsere Darmtätigkeit hat. Nicht von ungefähr kommt das Sprichwort „Das muss ich erst einmal verdauen".

Unser gesamter Verdauungsapparat ist eng mit dem Nervensystem verknüpft und die Antwort auf Stress folgt meist prompt, in Form von Durchfall, Verstopfung oder Magenkrämpfen.

Natürlich ist es nicht immer möglich, sich Stress, Anspannung und psychischen Herausforderungen zu entziehen. Das ist nicht weiter schlimm. Kurzfristige seelische Belastungen können sich zwar in unserer Verdauung bemerkbar machen, haben aber langfristig keine negativen Auswirkungen.

Bei Dauerstress allerdings sieht das anders aus. Forscher haben herausgefunden, dass permanenter Stress die Entwicklung chronisch entzündlicher Darmerkrankungen begünstigen kann. „Schuld" sind die Epithelzellen, die entscheiden, welche Stoffe in den Blutkreislauf gelangen und welche nicht. Stress kann dazu führen, dass sie „gute" von „schlechten" Stoffen nicht mehr unterscheiden können. Hinzu kommt: Die guten Milchsäurebakterien im Darm werden unter Stress dezimiert.

Die größten Darmfeinde

Rauchen macht darmkrank

Dass Rauchen schädlich ist, weiß jedes Kind. Meist denkt man in diesem Zusammenhang als erstes an die Lunge. Aber auch der Darm leidet unter dem blauen Dunst. In vielen Fällen entsteht Darmkrebs aus Darmpolypen, gutartigen Wucherungen der Darmschleimhaut. Studien haben nun bestätigt, dass Nikotinkonsum diese Vorstufen von Darmtumoren deutlich erhöht. Zudem bilden sich bei Rauchern öfter Polypen, die im Verdacht stehen, besonders häufig zu Krebszellen zu entarten.

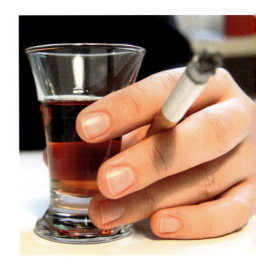

Oftmals spielen genetische Faktoren eine Rolle, wenn es um die Entstehung von Krebs geht. Sind Eltern oder Geschwister von dieser Krankheit betroffen, ist das Risiko, selbst daran zu erkranken, deutlich erhöht. Ein Forscherteam aus den USA hat nun herausgefunden, dass Raucher jedoch noch mehr Gefahr laufen, an Krebs zu erkranken, als genetisch vorbelastete Menschen.

Alkohol – der größte Darmfeind?

Ein Schnäpschen in Ehren kann niemand verwehren? Wem seine (Darm-)Gesundheit lieb ist, sollte nicht nach diesem Motto leben, sondern rigoros „Nein" zu hochprozentigem Alkohol sagen. Ein Zuviel an Alkohol kann gravierende Auswirkungen auf unser Verdauungssystem haben.

Durch Alkoholkonsum werden die Epithelzellen, deren Aufgabe es ist, Nährstoffe in den Blutkreislauf zu leiten und Schadstoffe zu blockieren, durchlässiger. Auf diese Weise bilden sich ideale Schlupflöcher für schädliche Stoffe. Wer regelmäßig „einen über den Durst trinkt", muss deshalb mit Schädigungen der Darmschleimhaut, Durchfällen, Gastritis und entzündlichen Magen/Darm-Erkrankungen rechnen. Chronischer Alkohol-

Die größten Darmfeinde

missbrauch führt zudem häufig zu chronischer Pankreatitis, der Entzündung der Bauchspeicheldrüse.

Auch im Bezug auf die Entstehung von Krebs hat die Wissenschaft erschreckende Zahlen zusammengetragen: Wer regelmäßig größere Mengen Alkohol konsumiert, setzt damit seine Gesundheit aufs Spiel. Der tägliche „Genuss" von Hochprozentigem erhöht das Risiko, an Darmkrebs zu erkranken, um 60 Prozent gegenüber Menschen, die auf Alkohol verzichten. Alkohol schafft in unserem Magen-Darm-Trakt ein günstiges Milieu für das Auftreten bösartiger Tumore.

Antibiotika: Zwei Seiten einer Medaille

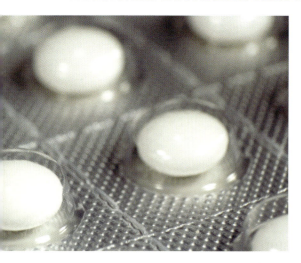

Der Begriff „Antibiotika" stammt aus dem Griechischen und bedeutet übersetzt „gegen das Leben". Treffend formuliert! Tatsächlich ist ein Antibiotikum eine hochwirksame Arznei, wenn es um die Bekämpfung bakterieller Infektionen geht. Leider richtet sich ihre Zerstörungskraft nicht nur gegen schädliche Eindringlinge. Auch unsere „guten" Bakterien und Keime fallen dem aggressiven Medikament zum Opfer.

Eine kleine Panne: Die Geburt des Antibiotikums

Es waren Pleiten, Pech und Pannen, die zu einer der wohl revolutionärsten medizinischen Entdeckungen geführt haben. In eine Bakterienkultur des Bakteriologen Sir Alexander Fleming hatte sich 1928 ein Schimmelpilz geschlichen, was das Präparat normalerweise unbrauchbar machte. Doch anstatt die Petrischale in den Müll zu kippen, schaute Fleming genauer hin und sah, wie der

Antibiotika

Schimmelpilz Penicillium notatum die umliegenden Bakterien in ihrem Wachstum hemmte. Er konnte schließlich nachweisen, dass dieser Effekt durch einen von dem Schimmelpilz abgesonderten Stoff hervorgerufen wurde. Diesen Stoff nannte er Penicillin. Von der Entdeckung des Penicillins bis hin zum ersten wirksamen Antibiotikum für den Menschen dauerte es allerdings Jahre. Erst 1941 gelang es einer Forschergruppe aus Oxford, Penicillin erfolgreich am menschlichen Organismus anzuwenden. Für seine Entdeckung erhielt Fleming 1945 den Nobelpreis.

Antibiotika – ein zweischneidiges Schwert

Was so hoffnungsvoll begonnen hatte, kristallisierte sich im Laufe der Zeit als zweischneidiges Schwert heraus. Tatsächlich verdanken viele Menschen dem Antibiotikum ihr Leben. Noch vor 100 Jahren sind viele Menschen an den verschiedensten bakteriellen Infektionen gestorben, die heute mit Antibiotika gut in den Griff zu bekommen sind. Andererseits werden die negativen Effekte einer Antibiotikaeinnahme häufig vernachlässigt. So wird oft vergessen, dass es sich beim Antibiotikum tatsächlich um ein Sondereinsatzkommando handelt, das nur dann eingesetzt werden sollte, wenn es unbedingt notwendig ist. Viele Ärzte aber greifen viel zu schnell zum angeblichen „Allheilmittel" Antibiotikum.

Die Antibiotika-Kampftaktik: Keiner darf überleben

Bevor das Antibiotikum im Blut seine Aufgabe - nämlich den schädlichen Eindringling zu zerstören - angehen kann, muss es zuerst den Magen-Darmtrakt durchlaufen. Für unsere Darmflora ein Desaster. Da das Antibiotikum nicht zwischen „gut" und „böse" unterscheidet, sind unsere freundlichen Darmbakterien dem Medikament schutzlos ausgeliefert.

Die Folge: Ohne die kleinen Kämpfer auf unserer Darmschleimhaut wird die körpereigene Immunabwehr deutlich geschwächt. Aus diesem Grund haben gefährliche Bakterien nach einer Antibiotika-Einnahme leichtes Spiel. Allergien, Durchfall und Pilzerkrankungen – der nächste Infekt steht bereits vor der Tür.

Antibiotika

Allerdings gibt es auch schwere Erkrankungen, bei denen eine Antibiotikaeinnahme durchaus Sinn macht. Wichtig ist dann aber, seinen Körper hinterher bewusst zu stärken und wieder aufzubauen. Eine Probiotika-Kur leistet hier oftmals gute Dienste, denn sie hilft dabei, die Darmschleimhaut bei der Neubesiedelung freundlicher Bakterien zu unterstützen und damit die Abwehrkräfte des Organismus zu stärken.

Eine Ode an die Langsamkeit

Wir leben in einer Gesellschaft, in der die Langsamkeit ihren Wert verloren hat. Ob im Beruf, innerhalb der Familie oder bei ganz alltäglichen Dingen wie der Nahrungsaufnahme (siehe „Fast Food") sind wir darauf bedacht, möglichst wenig Zeit zu verlieren. Auch im Bereich der Krankheiten setzen wir uns diesem „Usus" aus. Und anstatt dem Körper Zeit zu geben, seine Selbstheilungskräfte wirken zu lassen, möchten wir um jeden Preis schnell wieder auf die Beine kommen. Anstatt sich wirklich auszukurieren und den Ursachen der Krankheit auf den Grund zu gehen, wird dann lieber auf Antibiotika gesetzt. Tatsächlich wird damit aber nicht das Übel an der Wurzel gepackt, sondern lediglich die Auswirkungen der Erkrankung bekämpft.

Besser ist es in vielen Fällen auf die Wunderwaffen seines eigenen Körpers oder auf sanfte Heilungsmethoden zu vertrauen. Dies ist nicht nur deutlich schonender für den Organismus, sondern oft auch günstiger für die künftige Gesundheitsprognose.

Warum? Ganz einfach! Das Antibiotikum zerstört die krank machenden Keime so schnell, dass dem körpereigenen Immunsystem kaum eine Chance auf eine selbstständige Reaktion bleibt. Die Folge: Die Immunzellen lernen den Schädling gar nicht erst kennen und haben somit auch keine Chance, sich für einen erneuten Angriff zu wappnen. Dringt der Erreger später wieder in den Körper ein, müssen unsere Abwehrzellen sich ganz neu auf die Bekämpfung der Fremdkörper einstellen. Hätte man bei der Ersterkrankung aber auf Antibiotika verzichtet, wüssten unsere Immunzellen zu diesem Zeitpunkt bereits bestens Bescheid, wie sie dem Feind den Garaus machen können.

Antibiotika

Eine schnelle „Gesundung" bedeutet also nicht unbedingt, dass man seiner Gesundheit etwas Gutes tut. Im Gegenteil! Greift man vorschnell zu Antibiotika, schadet man seinem Körper oftmals mehr als man ihm hilft.

Antibiotika sind kein Allheilmittel

Antibiotika wirken nur gegen Bakterien, gegen Viren jedoch können sie nichts ausrichten.

Die Wirkungsweise vieler Antibiotika verdeutlicht dies: Antibiotika verhindern, dass Bakterien nach der Zellteilung eine neue Zellwand bilden können. Infolgedessen sterben die Bakterien ab. Viren können nicht durch Antibiotika abgetötet werden und sind aus diesem Grund gegen die Waffen des Antibiotikums immun.

Meist wissen die Ärzte das und handeln auch danach. Es ist jedoch möglich, dass zu der viralen Erkrankung noch eine bakterielle dazu kommt. Beim Auftreten der sogenannten Superinfektion macht eine Antibiotikagabe Sinn. Leider verschreiben einige Ärzte Antibiotika oft auch bei „einfachen" viralen Erkrankungen wie z. B. dem grippalen Infekt. Ein vollkommen nutzloses – und zudem schädliches – Unterfangen.

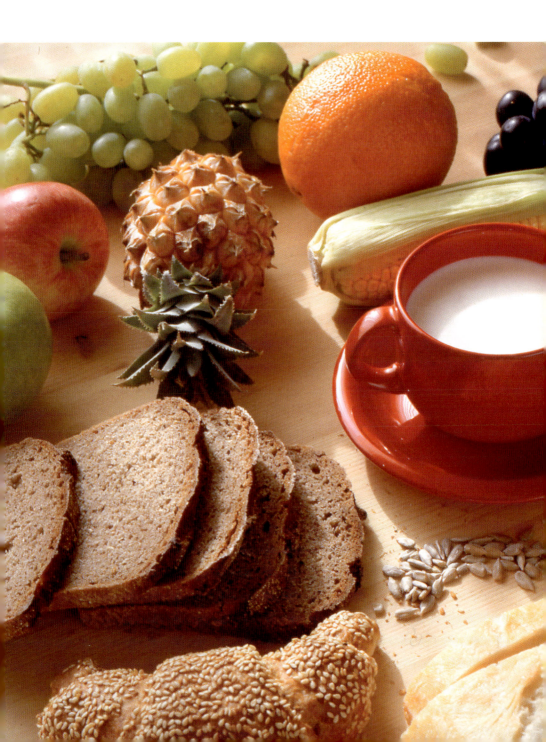

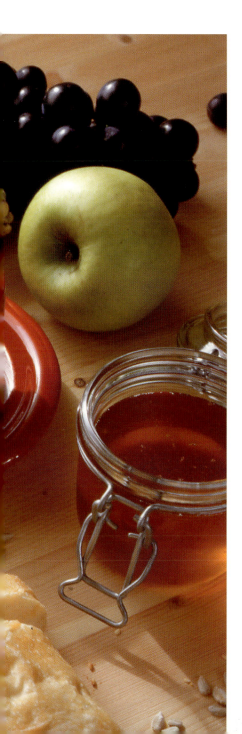

Nahrungsmittel-unverträglichkeiten

Früchte, Milchprodukte und Getreide gelten als gesunde Lebensmittel. Doch für immer mehr Menschen werden diese zu einem Problem.

Frucht- und/oder Milchzucker oder glutenhaltige Getreidesorten können in einem kranken Darm zu den heftigsten Symptomen führen.

Lesen Sie auf den folgenden Seiten, wie Sie diese Unverträglichkeiten erkennen und lindern können.

Fructose-Intoleranz

Fructose-Intoleranz:
Wenn Gesundes auf den Magen schlägt

Leckere Weintrauben, eine saftige Birne oder eine Handvoll knackiger Kirschen. Viele Menschen lieben die süßen Früchtchen – oft auch deshalb, weil sie allgemein eine gesunde Alternative zum kleinen Snack für Zwischendurch sind.

Während sich die einen nach dem Obstgenuss gestärkt und fit fühlen, bezahlen andere für die fruchtigen Gaumenfreuden mit Blähungen, Völlegefühl, Bauchschmerzen oder Durchfall. Dies sind die häufigsten und die typischsten Begleiterscheinungen einer Fructose-Intoleranz.

Es hapert an der Diagnose

Fruchtzucker-Unverträglichkeit kann genetisch bedingt oder aber erworben sein. Eine neuere Studie aus Amerika zeigte, dass eine Candidabelastung im Darm die genetische Veranlagung zur Fructose-Unverträglichkeit zum Ausbruch bringen kann.

Die Ursache einer Fructose-Intoleranz kann man zwar nicht beseitigen, aber es lässt sich gut mit der Unverträglichkeit leben – zumindest wenn einmal die Diagnose gestellt wurde. Und genau hier liegt das Problem: Etwa 30 Prozent der deutschen Bevölkerung haben mit den typischen Symptomen einer Fructose-Intoleranz zu kämpfen. Oftmals haben die Betroffenen bereits einen langen Leidensweg hinter sich, bevor die Diagnose „Fructose-Unverträglichkeit" gestellt wird.

Eine sichere Methode, um eine Fructose-Intoleranz festzustellen, ist der sogenannte „Wasserstoff-Atemtest". Mit Hilfe des Tests kann der Arzt nach der Gabe eines Fructose-Wasser-Gemischs anhand der Zusammensetzung der Atemluft nachweisen, ob eine Unverträglichkeit besteht oder diese als Ursache für die Symptomatik ausgeschlossen werden kann.

Fructose-Intoleranz

Mögliche Symptome einer Fructose-Unverträglichkeit

- Bauchschmerzen
- Blähungen
- Durchfall
- Verstopfung
- Übelkeit & Erbrechen
- Schwindelzustände
- Konzentrations- und Sehstörungen
- Chronische Müdigkeit
- Depressive Verstimmungen
- Gelenk- und Muskelschmerzen

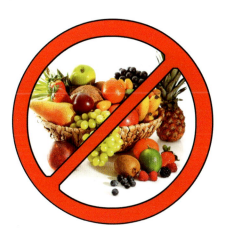

Gärung im Dickdarm

Was passiert bei einer Fructose-Intoleranz in unserem Körper?

Aufgabe unseres Dünndarms ist es unter anderem, Nährstoffe in den Blutkreislauf bzw. den Lymphkreislauf weiterzuleiten. Wenn ein Mensch unter Fructose-Intoleranz leidet, ist dieser Transport gestört. Die Folge ist, dass der (Frucht-)Zucker im Dünndarm verbleibt und schließlich unverdaut in den Dickdarm weitergeleitet wird, wo Bakterien die Zuckermoleküle durch Gärungsprozesse abbauen. Bei diesem Vorgang wiederum entstehen Gase, die dann die typischen Beschwerden wie Blähungen, Völlegefühl, Durchfälle oder Bauchkrämpfe hervorrufen können.

Fructose-Intoleranz

Nie wieder Obst?

Nein, sicherlich nicht! Wer an Fructose-Intoleranz leidet, muss nicht zwangsweise auf jedes Obst verzichten. Fruchtzucker-Unverträglichkeit ist individuell sehr unterschiedlich ausgeprägt und bei vielen Betroffenen genügt es lediglich solche Lebensmittel zu meiden, die einen besonders hohen Fruchtzuckergehalt aufweisen, etwa Früchte und Fruchtsäfte.

Sinnvoll ist aber in jedem Fall eine Ernährungsumstellung. Ein Ernährungsberater oder ein Fachbuch können hierbei gute Dienste leisten. Einer solchen Nahrungsumstellung geht meist eine mehrwöchige Phase voraus, in der der Patient sich ausgesprochen fructosearm ernährt. Sobald die Beschwerden abgeklungen sind, kann dann nach und nach ausprobiert werden, welche Lebensmittel gut und welche weniger gut vertragen werden.
Da sich auch der »Gesundheitszustand« der Darmflora auf die Fructoseverdauung auswirkt, sollten Betroffene ihr Augenmerk zugleich auf die Sanierung ihrer Darmschleimhaut legen. Für diesen Personenkreis kann es besonders wichtig sein, durch eine regelmäßige Zufuhr probiotischer Bakterien die Darmflora im Gleichgewicht zu halten bzw. sie zu harmonisieren. Hier hat sich die Mischung »*Super 8*« von Dr. Erasmus sehr gut bewährt.

Da wie bei allen Nahrungsmittel-Intoleranzen der Verdacht auf eine Candidabelastung besteht, ist es ratsam die Tipps in diesem Kapitel ebenfalls zu berücksichtigen.

Lebensmittel, die Fructose enthalten:

- Früchte
- Fruchtsäfte
- Diabetikerprodukte
- Süßigkeiten
- Honig
- Wein und Sekt (mit hohem Restzucker)

Laktose-Intoleranz

Laktose-Intoleranz - Wenn Milch krank macht

Milchzuckerunverträglichkeit ist ein weit verbreitetes Phänomen. Trotzdem vergehen oft viele Jahre, bis eine eindeutige Diagnose gestellt wird. Menschen, die daran leiden, können mit der Nahrung aufgenommenen Milchzucker schlecht bzw. gar nicht verdauen. Ursächlich hierfür ist ein Mangel des Enzyms Laktase.

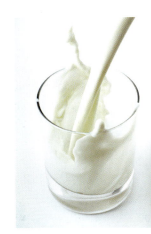

Laktose nicht nur in der Milch

Die Laktose ist ein Zweifachzucker. Sie ist das wichtigste Kohlenhydrat in der Milch von Säugetieren. Die menschliche Muttermilch ist mit einem Gehalt von etwa sieben Prozent ein sehr laktosereiches Produkt.

Besonders für Säuglinge spielt der Zucker aus der Milch in der Ernährung eine entscheidende Rolle. Sie ist die wichtigste Nahrungs- und Energiequelle während des ersten Lebensjahres, denn sie sorgt dafür, dass sich die noch „unbekeimte" Darmflora des Babys ausbildet und dass das in der Milch enthaltene Calcium vom Körper verwertet werden kann.

In der Lebensmittelindustrie hat Laktose eine wichtige Bedeutung. Da es unter anderem als Bindemittel eingesetzt werden kann, ist es in vielen industriell hergestellten Produkten, z.B. in Süß- und Wurstwaren, in den meisten fettreduzierten Lebensmitteln und Fertiggerichten enthalten. Auch eine große Anzahl von Medikamenten ist mit Laktose angereichert.

Laktose-Intoleranz

Für die Menschen, die von Laktose-Intoleranz betroffen sind, ist das ein schweres Los, schließlich ist es gar nicht so einfach, Nahrungsmittel zu erhalten, die laktosefrei sind. Mittlerweile sind die meisten Lebensmittel aber dahingehend gekennzeichnet.

Symptome bei Laktose-Intoleranz

Damit der Milchzucker von unserem Körper aufgenommen werden kann, muss die Laktose in ihre beiden Einfachzucker aufgespalten werden. Diese Aufgabe übernimmt die Laktase, ein Enzym, das die Bindung zwischen Galaktose und Glukose spaltet. Laktase wird in der Schleimhaut des Dünndarms gebildet - vorausgesetzt, das Milieu im Darm stimmt.

Liegt eine Dysbiose (gestörte Darmflora) vor, wird dieses wichtige Enzym nicht oder zu wenig gebildet und der Milchzucker gelangt unverdaut in den Dickdarm. Dort wird er vergoren. Die Ursachen und die Symptome sind somit ganz ähnlich wie bei der Fructose-Intoleranz. Je mehr Laktose aufgenommen wird, desto ausgeprägter sind übrigens auch die Symptome.

Wer sich nicht sicher ist, ob er an Laktose-Intoleranz leidet, kann sich einfach und bequem durch einen Atemtest beim Arzt Gewissheit verschaffen. Da die Gase, die bei der Vergärung des Milchzuckers im Dickdarm entstehen, zum Teil wieder ausgeatmet werden, bringt ein Wasserstoff-Atemgastest Klarheit.

Mittlerweile bieten die meisten Supermärkte laktosefreie Milch an. Bei den ‚Minus L-Produkten' wird der Milchzucker durch Enzyme bereits in der Molkerei abgebaut. Normale Milch enthält rund 5 g Laktose pro 100 Gramm. In der *Minus L-Milch* findet man weniger als 0,1 g Laktose pro 100 g. Sahne und Butter wird aufgrund des hohen Fettgehalts meistens gut vertragen. Der Milchzuckergehalt ist relativ gering.

Laktose-Intoleranz

Häufigkeit und Verbreitung

Ein Mangel an Laktase ist der weltweit am meisten verbreitete „Enzymdefekt". Viele Menschen verlieren, nachdem sie abgestillt worden sind, die Fähigkeit Laktose aufzuspalten. Seltsamerweise gibt es bei der Verbreitung des Laktasemangels ein Nord-Süd-Gefälle. Während in den skandinavischen Ländern nur etwa drei bis acht Prozent der Bevölkerung nach dem Abstillen einen Verlust an Laktase zu vermelden haben, sind in Deutschland rund 30 Prozent laktoseintolerant. Je weiter man nach Süden blickt, desto höher klettern die Zahlen von betroffenen Menschen. Im Mittelmeerraum steigt der Anteil bereits auf 70 Prozent und erreicht in Afrika ihren Höhepunkt. Hier sind fast alle, nämlich 98 Prozent der Bevölkerung, von dem Mangel betroffen. Es liegt natürlich nahe, anzunehmen, dass diese doch sehr auffällige Verteilung mit der Sonneneinstrahlung zusammenhängen muss.

Probiotika helfen bei Laktose-Intoleranz

Wer aktiv gegen Laktose-Intoleranz und deren Symptomatik angehen möchte, ist mit der Einnahme qualitativ hochwertiger probiotischer Bakterien gut beraten. Sind im Darm ausreichend Bifido- und Laktobakterien angesiedelt, regeneriert die Schleimhaut, die dann wiederum ausreichend das milchzuckerspaltende Enzym Laktase herstellen kann. Viele eubiotische Darmbakterien besitzen auch direkt die Fähigkeit zur Spaltung von Laktose.

Mittlerweile haben mehr als zehn Studien die positiven Effekte einer gezielten Probiotika-Therapie bei der Behandlung von Laktose-Intoleranz bestätigt. Auch in dieser Hinsicht liegen sehr gute Erfahrungen mit der bewährten Mischung »*Super 8*« vor. Wichtig ist hierbei, dass von Laktose-Intoleranz betroffene Personen die Probiotika regelmäßig für längere Zeit einnehmen, um eine Wirkung zu erzielen. Eine Phase von drei Monaten ist hier das Minimum. In dieser Zeit sollten Milchprodukte streng gemieden werden. Mittlerweile werden Darmflora-Präparate auch von der Schulmedizin eingesetzt, um die Beschwerden bei dieser Nahrungsmittelunverträglichkeit zu lindern oder gar zu beseitigen.

Histamin-Intoleranz

Histamin: der versteckte Quälgeist

Den Abend gemütlich bei einem Glas Rotwein und einer leckeren Käseplatte ausklingen lassen... Zumindest das eine Prozent der deutschen Bevölkerung, das an Histamin-Intoleranz leidet, dürfte sich über solch einen Ausflug ins „Dolce Vita" nicht freuen – im Gegenteil.

Der in geringen Mengen genossene gesunde „rote Saft" beschert der betroffenen Personengruppe eine Reihe sehr unangenehmer Begleiterscheinungen: Kopfschmerzen, Magenprobleme, Herzrasen ... Der Grund? Rotwein ist – wie viele andere Lebensmittel auch – reich an Histamin, einem Gewebshormon, das zum Teil vom Körper selbst produziert wird und zum Teil über die Nahrung aufgenommen wird.

Betroffene Sportler und Frauen haben's besonders schwer

DAO hört sich nach chinesischer Kampfkunst an. Es handelt sich hier aber um ein Enzym, welches überschüssiges Histamin wieder abbauen kann: Diaminoxidase – kurz DAO.

Ist die Aktivität dieses Enzyms eingeschränkt, kann das Histamin nicht oder nur teilweise abgebaut werden und reichert sich im Körper an. Die Folge eines Verzehrs histaminreicher Nahrung ist dann meist eine so genannte pseudoallergische Reaktion des Körpers. In diesem Fall spricht man von einer Histamin-Intoleranz.

Laut Definition liegt eine Histaminunverträglichkeit dann vor, wenn die DAO-Aktivität erniedrigt bzw. der Histaminspiegel erhöht ist, mindestens zwei der charakteristischen Symptome auftreten und durch eine histaminarme Diät bzw. die Einnahme von Antihistaminika eine Linderung der Symptome eintritt.

Sporttreibende Betroffene einer Histamin-Unverträglichkeit sind übrigens besonders stark betroffen, da unser Organismus bei körperlicher Anstrengung (wie auch bei seelischem Stress) vermehrt Histamin ausschüttet. Auch Veränderungen im Hormonhaushalt haben oft eine erhöhte Histaminproduktion zur Folge. Aus diesem Grund sind häufig Frauen in den Wechseljahren sowie Frauen, die kurz vor ihrer Menstruation stehen, von den unangenehmen Symptomen betroffen. Zudem reagiert der Körper mit einer überdurchschnittlichen Histamin-Ausschüttung, wenn er angegriffen ist bzw. das Immunsystem geschwächt ist.

Ein Stoff, der nur Probleme macht?

Die Symptome bei einer Histamin-Unverträglichkeit gleichen sehr stark den Symptomen wie sie bei einer Allergie auftreten. Dazu gehören Kopfschmerzen, eine Rötung bzw. Hitzewallungen des Kopfes, Gefühle ähnlich einer See- und Reisekrankheit, eingeschränkte Nasenatmung, Schlaflosigkeit, Beschwerden im Magen-Darm-Bereich (Bauchkrämpfe, Blähungen, Durchfall), Herzrasen, Herzrhythmusstörungen und vieles mehr.

Nun soll aber nicht der Eindruck entstehen, Histamin sei ein Stoff, der nur Ärger mache! Im Gegenteil! Histamin ist ein essenzieller Botenstoff, der vielfältige Funktionen in unserem Körper erfüllt. Er ist ein bedeutender Regulator für die Immunfunktionen, die Produktion der Magensäfte, für unseren Schlaf- und Wachrhythmus, den Appetit sowie die allergischen Reaktionen unseres Körpers.

Diagnose und Therapie

Die Histamin-Intoleranz wird häufig fälschlicherweise als Reizdarmsyndrom diagnostiziert, da sich die Probleme im Magen-Darmbereich sehr ähneln. Mittlerweile gibt es die Möglichkeit, die Konzentration des DAO im Blut zu bestimmen. Da die Konzentration des DAO mit der Histamin-Abbaufähigkeit des Körpers in Verbindung steht, ist die DAO-Konzentration ein guter Marker, um eine Histamin-Intoleranz nachzuweisen.

Was kann man als Betroffener tun, um die Symptome zu lindern bzw. zu beseitigen?

Wichtig ist es, sich möglichst histaminarm zu ernähren. Als Faustregel gilt hier, Nahrungsmittel möglichst frisch zu verzehren und histaminreiche Lebensmittel zu meiden. DAO ist auch als Enzym in Kapsel-Form erhältlich.

Histamin-Intoleranz

Histamingehalt in Lebensmitteln

Viel Histamin	Wenig Histamin
Geräuchertes, gepökeltes, getrocknetes Fleisch, Leberwurst, Fleischkonserven Räucherschinken, Salami	frisches Fleisch, frische Wurst
Geräucherter, gepökelter, getrockneter oder marinierter Fisch, Fischkonserven	frischer Fisch
Lang gereifter Käse (z.B. Parmesan, Cheddar Emmentaler, alter Gouda), Camembert, Schimmelkäse, Rohmilchkäse, Käse	Frischmilchprodukte (Quark, Joghurt, Buttermilch, Sahne, frische Milch), wenig gereifter Käse, (Butterkäse), junger Gouda)
Backwaren mit Hefe und anderen Backtriebmitteln, Sauerteigbrot	Knäckebrot, hefefreie Brot- und Brötchensorten, Müsli
Sauerkraut, Spinat, Tomate (Tomatenmark, Ketchup), Essiggurken, Aubergine, Avocado	Alle anderen Gemüsearten
Weißbier, (Rot-)Wein, Champagner, Sekt, Kakao, Tomaten-, Sauerkraut- und Orangensaft	Pils, Kölsch, andere nichtalkoholische Getränke
Fertiggerichte, Speisen aus Kantinen, Imbissbuden und Großküchen, Fast-Food-Gerichte	Tiefkühlware

Quelle: Naturarzt Nr. 1, Januar 2010

Histamin-Intoleranz

Es gibt viele Nahrungsmittel, die Histamin freisetzen. Dazu zählen:

Zitrusfrüchte wie z. B. Orangen, Grapefruit etc., Ananas, Bananen, Birnen, Pflaumen, Papaya, Fruchtsäfte, Nüsse, insbesondere Walnüsse, Cashewnüsse, Erdbeeren, Himbeeren, Tomaten, Hülsenfrüchte, Weizenkeime, Avocado, Kiwi, Champignons, Kakao und Schokolade, evtl. Zusatzstoffe wie z. B. Glutamat, Benzoate, Farbstoffe, Sulfite, Nitrite.

Regenerierung der Darmschleimhaut

Wie könnte es auch anders sein? Auch bei dieser Unverträglichkeit hat der Zustand der Darmflora oberste Priorität.

Die Zellen der Darmschleimhaut produzieren das begehrte Enzym, welches Histamin abbauen kann. Die Diaminooxidase findet sich hauptsächlich im Dünndarm, daher wird bei einer gesunden Darmflora die histaminreiche Nahrung bereits im Darm weitgehend vom Histamin befreit. Das verbleibende Histamin wird beim Durchtritt durch die Darmschleimhaut von der dort sitzenden DAO abgebaut. Unser Körper benötigt übrigens auch die Vitamine B_6, Vitamin C und Zink, um das Histamin abbauende Enzym herzustellen.

Bei einem Leaky-Gut-Syndrom und bei entzündlichen Darmerkrankungen wird logischerweise nicht mehr genügend DAO gebildet, was zu den sehr unangenehmen Symptomen und allergischen Reaktionen führt.

DAO ist ein empfindliches Enzym, das sowohl von Alkohol als auch von Medikamenten gehemmt werden kann.

Es gibt auch etliche Medikamente, die den Histaminspiegel erhöhen. Dazu gehören:

Schmerzmittel, Blutdrucksenker, Entwässerungsmittel, Antibiotika, Schleimlöser, Asthmamittel, Antidepressiva u.a.

Zöliakie

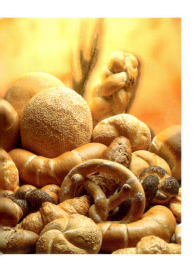

Zöliakie: Wenn Gluten zum Problem wird

Croissants zum Frühstück? „Nein, danke!" Italienische Pasta zu Mittag? „Ich verzichte!" Eine deftige Brotzeit zum Abendessen und ein süßer Pudding als Nachspeise? „Für mich nicht!"

Wer mit der Diagnose Zöliakie (Glutenunverträglichkeit) konfrontiert wird, lernt eines schnell: Verzicht ist eine Tugend – und wer sich nicht an die Spielregeln hält, bekommt die Quittung und zwar in Form von Bauchschmerzen, Übelkeit, Durchfällen, Erbrechen und weiteren unangenehmen „Besuchern".

Gluten ist ein Klebereiweiß und besteht zu 90 Prozent aus Proteinen und zum kleineren Teil aus Lipiden sowie Kohlenhydraten. Es sorgt dafür, dass nach Zugabe von Wasser aus Mehl eine elastische Masse wird.

Gluten ist aber nicht nur in so gut wie allen Getreidesorten enthalten, sondern gehört ganz allgemein zu den sogenannten Lieblingsstoffen der Lebensmittelhersteller. Verwendet wird es aufgrund seiner Vielseitigkeit als Stabilisator, Emulgator, als Geliermittel oder als Aromaträgerstoff. Es findet sich aus diesem Grund nicht nur in Getreideprodukten, sondern auch in Wurst, Eis, vielen Fruchtjoghurts, Gewürzmischungen, Schokolade und in allen Fertiggerichten. Für Zöliakie-Betroffene ein kleines Desaster. Jeder Gang in den Supermarkt wird zu einer ganz eigenen Herausforderung, denn es scheint gar nicht so leicht zu sein, glutenfreie Lebensmittel aus der Masse herauszufischen.

Geringe Lebenserwartung für Darmzotten

Gelangt Gluten mit der Nahrung in den Magen und schließlich in den Dünndarm, entzünden sich bei den Betroffenen die winzigen Schleimhautfalten, die den Darm von innen auskleiden. Wie wir bereits wissen, filtern diese Darmzotten alle wichtigen Nährstoffe aus dem Speisebrei heraus und geben sie an das Blut weiter.

Alle zwei bis drei Tage erneuern sich die Zellen der Darmschleimhaut, die alten sterben ab und werden in den Dünndarm abgestoßen.
Verträgt ein Mensch kein Gluten, entzünden sich die Darmzotten
und werden schon nach wenigen Stunden abgestoßen - bevor sie ihre
eigentliche Größe erreicht haben. Die Folge ist: Die Innenseite des
Darms schrumpft und wird mit jedem glutenhaltigen Essen flacher
und flacher. Nährstoffe wie Kohlenhydrate, Vitamine oder Mineralstoffe können nicht mehr in ausreichender Menge aufgenommen
werden. Speziell diese Menschen sind mangelernährt.

Bei einer Zöliakie ist die Darmwand zusätzlich für teilweise unverdaute Gluten-Moleküle durchlässig. Diese gelangen somit in den
Körper und verursachen dort eine Überreaktion unseres Abwehr-
systems. Dadurch, dass diese besagten Gluten-Fragmente durch
den undichten Darm in unseren Blutkreislauf gelangen, können bei
Zöliakie auch andere Organe außer dem Darm in Mitleidenschaft
gezogen werden. Als Spätfolge einer unbehandelten Zöliakie oder in
Folge von Diätfehlern besteht für die Betroffenen zudem ein leicht
erhöhtes Risiko an Darmkrebs oder Osteoporose zu erkranken.

Zöliakie – Meisterin im Verstecken

Zöliakie zählt zu den häufigsten nicht-infektiösen Darmkrankheiten
und kann bereits im Säuglingsalter auftreten. Zeigen sich die
Symptome einer Gluten-Unverträglichkeit erst im Erwachsenen-
alter, sprechen Fachleute auch von Sprue. Die Symptome aber
gleichen denen im Kindesalter.

Innerhalb Deutschlands leiden etwa 400.000 Erwachsene an der
Auto-Immunerkrankung. Frauen sind etwa doppelt so häufig
betroffen wie Männer.

Die Neigung zu Zöliakie kann erblich bedingt sein. Kinder von
Betroffenen erkranken signifikant häufiger an Glutenunverträg-
lichkeit als andere. Aus diesem Grund sollten Betroffene ihre
Kinder auf Zöliakie hin testen lassen. Denn auch wenn keine
Symptome vorhanden sind, könnte es sein, dass das Kind an einer
(noch) stillen Form der Glutenunverträglichkeit leidet.

Zöliakie

Da die große Mehrheit der Patienten bei weitem nicht alle Symptome einer Glutenunverträglichkeit aufweisen, dauert die Diagnosestellung oftmals Jahre bis sogar Jahrzehnte.

Die Liste der Symptome ist lang. Gerade deshalb ist es so schwer, eine genaue Diagnose zu stellen:

Durchfall (Diarrhoe), Blähungen (Meteorismus), Bauchschmerzen Übelkeit, Erbrechen, Darmkrämpfe, Verstopfung, Gewichtsverlust Entzündungen der Mundschleimhaut.

Obwohl der Ursprung der Zöliakie im Darm und der Verdauung liegt, kann diese Krankheit einen Rattenschwanz an Beschwerden hinter sich herziehen, die nicht den Magen-Darm-Trakt betreffen. Hierzu gehören unter anderem Kopfschmerzen, Depressionen, Epilepsie, Angststörungen, Vitamin D-, Calcium- und Eisenmangel, Blutarmut, Ödeme, Knochen- und Muskelschmerzen... Sie sehen schon, die Liste ist lang und ließe sich problemlos fortführen.

Das Risiko, eine Folgeerkrankung zu bekommen, ist extrem hoch. Amerikanische Forscher haben Daten von mehr als 10.000 Zöliakiepatienten mit jenen der Durchschnittsbevölkerung verglichen. Ergebnis: Das Immunsystem ist bei Zöliakiekranken erheblich geschwächt. Das Risiko für Colitis ulcerosa und Morbus Crohn steigt um das 71-fache. Die Gefahr, an Dünndarmkrebs zu erkranken, erhöht sich um das 17-fache.

Probiotika - neue Kraft für die Darmschleimhaut

Der durchlässige Darm... Für eine ganze Reihe von Darmkrankheiten ist er verantwortlich. Auch bei der Zöliakie spielt er eine große Rolle. Wichtig ist bei der Glutenunverträglichkeit, die erhöhte Durchlässigkeit der Dünndarmwand wieder soweit wie möglich zurückzubilden und eine ausbalancierte Darmflora herzustellen.

Da eine intakte Darmschleimhaut keine unerwünschten Stoffe in den menschlichen Körper entlässt, können Zöliakie-Patienten dadurch verhindern, dass Gluten-Bausteine in den Blutkreislauf gelangen und dort Unheil anrichten. Hochdosierte probiotische

Zöliakie

Keime leisten auch bei dieser Patientengruppe gute Dienste. Über einen längeren Zeitraum angewendet, können die probiotischen Mikroorganismen entscheidend dazu beitragen, die geschundene Darmoberfläche der Betroffenen wieder zu kräftigen und einen wirkungsvollen Schutzwall aufzubauen. Dies haben die Erfahrungen vieler Patienten gezeigt. Allerdings müssen auch hier mehrere Stämme mit einer hohen Keimzahl in der Kapsel sein.

Wichtig ist natürlich, in dieser Zeit nur glutenfreie Lebensmittel zu essen, damit die Darmschleimhaut wieder aufgebaut werden kann.

Ein großes Problem von Zöliakie-Betroffenen ist auch die verminderte Fähigkeit, Vitamine und Nährstoffe aufzunehmen und zu verwerten. Auch in diesem Punkt sind Probiotika wirkungsvoll, da sie für eine ausgewogene Darmflora sorgen und damit die Verwertbarkeit und Bioverfügbarkeit der aufgenommenen Nahrungsmittelinhaltsstoffe überziehen.

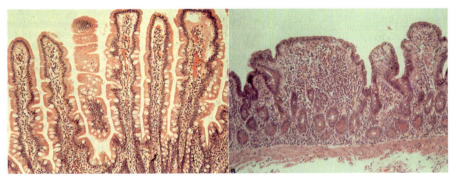

Histologie der Dünndarmschleimhaut unter normalen Bedingungen (links) und bei Zöliakie (rechts).

Quelle: Ernährung und Medizin, 2.2009

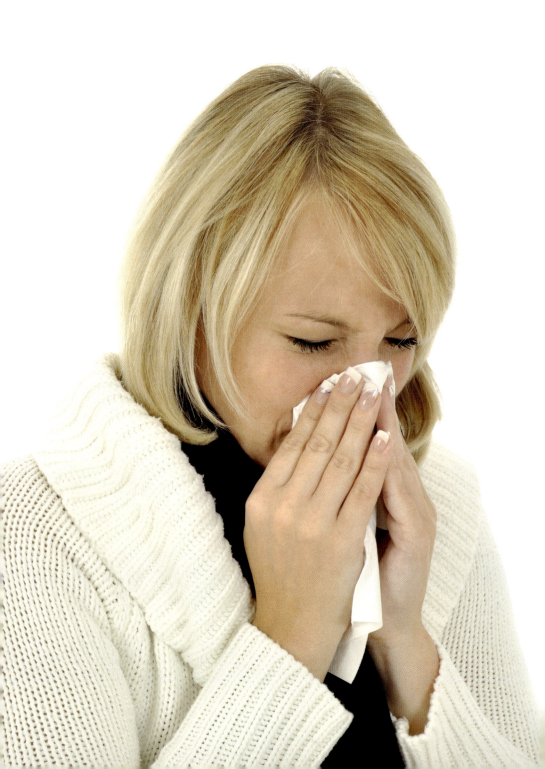

Allergien: Alarm im Darm

Allergien gibt es schon seit Menschengedenken. In den letzten Jahrzehnten hat das Allergievorkommen, vor allem in den sogenannten Industrieländern, stark zugenommen. Im Jahr 2015 wird jeder zweite Europäer an einer Allergie leiden, prognostiziert die Europäische Stiftung für Allergieforschung. Es sind bereits etwa 25 bis 30 Prozent aller Deutschen davon betroffen – Tendenz steigend.

Nach heutigem Wissensstand sind etwa 20.000 Allergie auslösende Stoffe bekannt.

Am häufigsten tritt die Pollenallergie auf, gefolgt von Kontaktallergien, Asthma und Allergien auf diverse Nahrungsmittel.

Immunzellen im Ausnahmezustand

Wer an Allergien leidet, besitzt ein Immunsystem, das übereifrig auf Fremdkörper reagiert. Das bedeutet, dass auch Substanzen wie Blütenpollen, die für unseren Organismus keine Gefahr darstellen, da sie sich in unserem Körper nicht vermehren, von den Abwehrzellen angegriffen werden.

Das Immunsystem besitzt ein erstklassiges Gedächtnis. Ist es einmal in Kontakt mit dem Allergie auslösenden Stoff gekommen, vergisst es das nie wieder. Bei einem erneuten Kontakt mit der Substanz ruft es sofort die abgespeicherten Informationen ab und reagiert. In einigen Fällen fährt das Immunsystem mit der Zeit immer stärkere Geschütze gegen den Eindringling auf – zum Leidwesen für den betroffenen Menschen.

In der Gesellschaft geht der allgemeine Tonus leider eher in die Richtung, Allergien zu bagatellisieren. Nach Einschätzung der Deutschen Gesellschaft für Allergologie und klinische Immunologie werden 90 Prozent der betroffenen Patienten mit Atemwegsallergien gar nicht, nicht ausreichend oder falsch therapiert. Fatal, wenn man bedenkt, dass sich ein über einen längeren Zeitraum unbehandelter allergischer Schnupfen schnell zu einer handfesten Asthmaerkrankung ausweiten kann.

Allergien

Bei Allergien den Darm nicht vergessen!

Wenn Darmflora und Darmschleimhaut nicht intakt sind, öffnet dies Tür und Tor für die Entstehung von Allergien auf Lebensmittel und andere Stoffe. Wer Allergien möglichst vermeiden oder lindern möchte, sollte also darauf achten, seinen Darm zu hegen und zu pflegen. Dazu gehört eine gesunde, allergenarme Ernährung und der Aufbau der Darmflora.

Meist werden bei Allergieschüben sogenannte Antihistaminika verschrieben. Sie hemmen die Freisetzung des Hormons Histamin, welches für die Allergiesymptome verantwortlich ist. Allerdings wird damit lediglich an der Oberfläche gekratzt, denn es handelt sich um eine rein symptomorientierte Behandlung. Wer eine dauerhafte Besserung erzielen möchte, muss tiefer schürfen und versuchen, die Beschwerden ursächlich anzugehen. Ausgangspunkt ist hier das fehlgeleitete Immunsystem.

Lebensmittel-Allergien entstehen, wenn die Darmschleimhaut durchlässig für Allergie auslösende Stoffe wird. Genau an diesem Punkt sollte man ansetzen, wenn man Allergien bekämpfen möchte! Drehen Sie doch einfach den Spieß um und behandeln Sie das Übel an der Wurzel, an der durchlässigen Darmschleimhaut! Sehr gut funktioniert das mit Milchsäurebakterien. Sie regen die Produktion von Immunglobulin A an. Dieses fungiert wie eine Dichtung an der Darmschleimhaut und damit als Schranke für die unerwünschten Stoffe. Gleichzeitig profitieren durch die Probiotika-Zufuhr diejenigen Zellen, die allergiehemmende Stoffe herstellen. Durch die Einnahme von probiotischen Kulturen und durch eine gleichzeitige Ernährungsumstellung auf tierisch eiweißfreier Kost können Allergien – auf gesunde Weise – gezielt gelindert werden.

Dies hat Heilpraktiker Wolfgang Spiller aus Villingen-Schwenningen in Baden-Württemberg an weit über tausend Allergiepatienten zeigen können. Seine Behandlungserfolge bei Neurodermits und anderen allergischen Erkrankungen lagen in den letzten 20 Jahren bei weit über 80%. In seinem Behandlungskonzept hat die Darmsanierung oberste Priorität. Leider ist sein Buch „Dein Darm, Wurzel der Lebenskraft" zurzeit vergriffen.

Allergien

> „Bei Patienten mit Allergien wurde nachgewiesen, dass hier Störungen der Darmimmunologie sowie der Darmflora vorliegen.
> Außerdem ist auch bei Allergikern die Barrierefunktion der Darmschleimhaut gestört, sodass infolge der erhöhten Darmpermeabilität eine größere Belastung des Immunsystems mit großmolekularen, allergenen Nahrungsbestandteilen und Mikroorganismen stattfindet.
>
> Dr. med. Benard

Milchsäurebakterien können das Risiko für Allergien um rund 50% senken

In einer Studie an einer finnischen Universität wurde gezeigt, dass Probiotika das Risiko, an einer Allergie zu erkranken, halbieren kann. Kinder mit einem allergiekranken Elternteil entwickeln normalerweise zu etwa 30% ebenfalls eine Allergie. Wenn beide Elternteile betroffen sind, steigt das Risiko sogar auf bis zu 70%.

An der Studie nach höchstem wissenschaftlichem Standard (doppelblind, randomisiert und placebokontrolliert) nahmen 159 schwangere Allergikerinnen teil. Rund die Hälfte davon bekamen über zwei bis vier Wochen vor der Entbindung täglich zwei Kapseln Milchsäurebakterien (Lactobacillus rhamnosus). Jene Gruppe Kinder, deren Mütter Probiotika einnahmen, litten zu 50 % weniger an Allergien im Vergleich zu jenen, deren Mütter nur Placebo-Kapseln bekamen. Selbst bei einer Nachuntersuchung zwei Jahre später kam man zum gleichen Ergebnis.

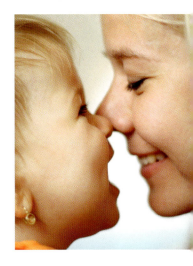

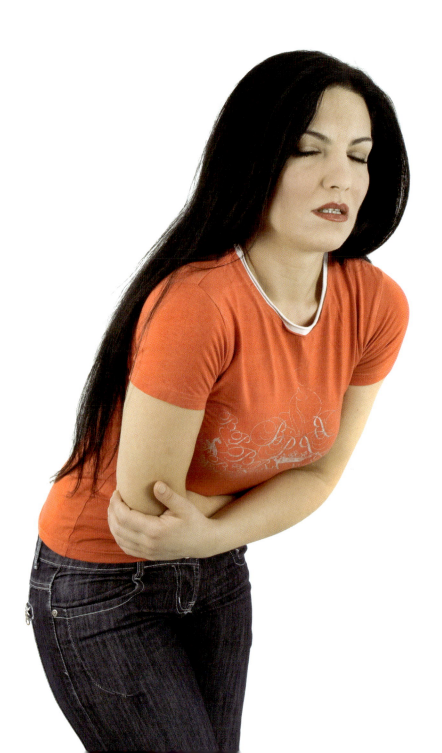

Reizdarmsyndrom –
Wenn der Darm ständig „schlechte Laune" hat

Schon wieder so empfindlich? Durchfall, Bauchkrämpfe, Blähungen... Wenn unser Darm gereizt ist, ist nicht mit ihm zu spaßen. Etwa fünf Millionen Menschen in Deutschland leiden unter einem Reizdarm. Die oben beschriebenen Beschwerden treten bei ihnen nicht nur ab und zu wie zum Beispiel nach einer reichlichen, fettreichen Mahlzeit auf sondern bestehen mehr oder weniger permanent.

In welchem Ausmaß sich der Reizdarm zu Wort meldet, ist sehr unterschiedlich und variiert von einigen Stunden bis zu tage- oder sogar wochenlangen Beschwerden. Die Mehrzahl der Betroffenen sind Frauen mittleren Alters. Sie haben etwa doppelt so häufig mit dem Reizdarmsyndrom zu kämpfen wie ihre männlichen Mitmenschen.

Krank oder Simulant?

Wie bei vielen anderen, den Darm betreffenden Krankheitsbildern tappen Ärzte auch hier oft lange Zeit im Dunkeln, bis sie eine eindeutige Diagnose stellen können. Da ein ähnliches Beschwerdebild unter anderem auch bei Nahrungsmittelunverträglichkeiten und chronisch entzündlichen Darmerkrankungen auftritt, müssen erst zahlreiche andere Erkrankungen ausgeschlossen werden.

Ein Reizdarmsyndrom ist längst nicht so gefährlich, wie die chronisch entzündlichen Darmerkrankungen Colitis ulcerosa oder Morbus Chron. Trotzdem sind die Beschwerden sehr unangenehm. Wenn alle anderen möglichen Krankheiten nicht in Frage kommen, werden Patienten in vielen Fällen eher als Hypochonder eingestuft, als dass die Diagnose „Reizdarmsyndrom" gestellt wird. Aus diesen Gründen können zum Leidwesen der Betroffenen mitunter Jahre vergehen, bis sie endlich Gewissheit haben und geeignete Therapien eingeleitet werden können.

Das Reizdarmsyndrom

Nach vorsichtigen Schätzungen leiden in Deutschland mindestens 10 Prozent der Bevölkerung zwischen 18 und 65 Jahren an einem Reizdarmsyndrom (RDS).

Typische Symptome eines Reizdarmsyndroms:

- Schmerzhafte Blähungen
- Blähbauch
- Heftiges, überraschend auftretendes Gefühl, sich entleeren zu müssen
- Verstopfung
- Durchfall
- Verstopfung und Durchfall im Wechsel
- Schmerzerleichterung nach Stuhlgang
- Veränderte Stuhlform
- Bauchkrämpfe (vor allem nach dem Essen)
- Schleim im Stuhl

Sind Reizdarmpatienten Mimosen? Sicher nicht! Die Schmerzempfindlichkeit des Darms und des umliegenden Gewebes ist bei ihnen signifikant erhöht. Normale Darmbewegungen oder ein eher durchschnittlicher Gasgehalt im Darm führen bei der betroffenen Personengruppe bereits zu Schmerzen.

Das Reizdarmsyndrom beeinträchtigt die Lebensqualität ganz enorm.

Zudem ist auch die Verarbeitung von Schmerzimpulsen im Gehirn und im Rückenmark verändert. Ein zu enger Hosenknopf kann bei Reizdarmpatienten bereits Schmerzen auslösen.

Als so gut wie gesichert gilt mittlerweile, dass der Botenstoff Serotonin hier eine entscheidende Rolle spielt. Er wird vom Nervengeflecht, das auf der Darmwand liegt, gebildet. Der Serotonin-

Das Reizdarmsyndrom

Gehalt im Körper ist bei Reizdarm-Patienten meist deutlich erhöht. Gemeinhin als sogenanntes Glückshormon bekannt, gehört zu den Aufgaben dieses Botenstoffs auch die Schmerzweiterleitung. Da Serotonin zum größten Teil im Darm gebildet wird, ist es nur zu einleuchtend, dass ein „sensibler" Darm wesentlich häufiger Schmerzsignale an das Gehirn sendet, als ein gesunder, robuster Darm.

Bei einem Reizdarmsyndrom ist auch die Motorik des Darms gestört. Während bei gesunden Menschen eine rhythmische Bewegung des Dünndarms den Speisebrei immer weiter in Richtung Dickdarm schiebt, zieht sich bei Reizdarm-Betroffenen der Darm in schnell aufeinander folgenden, kurz andauernden Bewegungen zusammen.

Im Dickdarm setzt sich die Bewegungsstörung weiter fort: Hier wird der Nahrungsbrei entweder zu schnell oder zu langsam weiterbewegt und daraus resultierend kommt es dann zu Durchfall oder Verstopfung.

Auch bei diesen Bewegungsstörungen hat zum Teil das Serotonin seine Hände im Spiel. Es ist für die Kontraktion der glatten Muskulatur verantwortlich, spielt aber auch bei der Entspannung der Muskeln eine Rolle. Mit der Ausschüttung von Serotonin, von dem Reizdarmpatienten wie bereits erwähnt zu viel haben, wird die Darmperistaltik also erhöht und es kommt zu den beschriebenen Motorikstörungen.

Probiotika bringen ein Stück Harmonie zurück

Eine gesunde Ernährung kann zwar keine Wunder bewirken und den Reizdarm vollends „besiegen", aber sie kann die Beschwerden deutlich lindern bzw. bis zu einem gewissen Grad sogar so gut wie beseitigen.

Auf fettreiche Speisen, scharfe Gewürze, Alkohol, kohlensäurehaltige Getränke, Süßes, Weißmehlprodukte und auf Rohkost sollten Patienten mit Reizdarm am besten verzichten. Wobei auch hier gilt: Jeder Darm ist anders und reagiert individuell. So kann es leicht passieren, dass ein Brötchen aus Weißmehl dem einen gar

Das Reizdarmsyndrom

nicht behagt, während der andere nach dem Verzehr überhaupt keine negativen Auswirkungen spürt. Aus diesem Grund sollten Reizdarmpatienten genau austesten, auf welche Nahrungsmittel sie wie reagieren.

Für alle Betroffenen jedoch gilt: Probiotische Keime bringen wieder ein Stück Harmonie in den gestörten Darm. Sie wirken direkt am Ursprung der Beschwerden und bringen eine gestörte, zu sensibel reagierende Darmflora wieder ins Gleichgewicht. Blähungen, Verstopfung oder Durchfall und Bauchkrämpfe können durch eine regelmäßige Einnahme probiotischer Bakterienkulturen signifikant verringert werden. Die Wirksamkeit von Probiotika bei Reizdarm-patienten konnte mittlerweile auch durch wissenschaftliche Untersuchungen aufgezeigt werden.

Bei Patienten mit einem Reizdarmsyndrom findet man im Darm und somit auch im Stuhl vermehrt »schlechte« Darmbakterien wie: Bacteroides, Clostridien und Coliformen. Die Anteile von »guten« Bifidobakterien und Lactobazillen sind erniedrigt.

Die Forscher Plasmann und Schulte-Witte konnten unter Beweis stellen, dass eine mehrwöchige Probiotika-Gabe, die Symptome wie Blähungen, Bauchschmerzen, Verstopfung und/oder Durchfall signifikant verbessern.

Eine aktuelle Meta-Analyse unter Einbeziehung von 20 Studien und 1404 Patienten zeigt den Vorteil von Probiotika bei der Verbesserung globaler RDS-Symtome. Vor allem die Schmerzen im Unterbauch konnten deutlich gebessert werden.

(Mac Farland & Dublin, 2008)

Da Stress als Symptomverstärker beim Reizdarmsyndrom eine große Rolle spielt, sollte nach Mitteln und Wegen gesucht werden, um diesen wieder abzubauen. Yoga, Tai Chi, Qi Gong und Progressive Muskelentspannung nach Jacobsen sind hier bewährte Methoden. Manchmal genügt auch schon ein ausgiebiger Waldspaziergang, um Stress abzubauen.

Chronisch-Entzündliche Darmerkrankungen (CED)

Eine ganz ähnliche Symptomatik wie beim Reizdarm finden wir bei chronisch entzündliche Darmerkrankung (CED). Wer regelmäßig Symptome wie Durchfall, Verstopfung oder beides im Wechsel bei sich bemerkt, sollte hellhörig werden, denn der Grund dieser und ähnlicher Beschwerden ist in manchen Fällen eine CED.

Morbus Crohn kann im gesamten Magen-Darm-Trakt auftreten. Bevorzugte Ausbreitungsorte sind der untere Dünndarm sowie der Dickdarm. Aber auch in der Speiseröhre, in der Mundhöhle und im After kann die Krankheit ihr Unwesen treiben. Morbus Crohn tritt in vielen Fällen zum ersten Mal bei noch sehr jungen Erwachsenen und familiär gehäuft auf.

Colitis ulcerosa hingegen ist eine chronische Entzündung des Dickdarms und beginnt meist in Afternähe und setzt sich dann – je nach Schweregrad – unterschiedlich weit im gesamten Dickdarm fest. Die Zellen der Darmschleimhaut werden durch die dauerhaften Entzündungen, mit denen sie zu kämpfen haben, stark geschwächt und dezimiert. Charakteristisch für diese Erkrankung sind die breiigen, blutdurchsetzten Stühle.

Die Ursachen für CED wurden bereits in den vorherigen Kapiteln über „Leaky Gut" und „Candida" erläutert. Fakt ist, dass das Immunsystem der Betroffenen permanent in Aufruhr ist. Es gibt deutliche Hinweise darauf, dass bei allen Betroffenen eine defekte Barrierefunktion des Darms vorhanden ist. Sie leiden unter einem undichten Darm (Leaky-Gut-Syndrom), der nicht nur Vitamine und Nährstoffe in den Blutkreislauf entlässt, sondern auch schädliche und Allergie auslösende Stoffe. Zudem hat man festgestellt, dass Raucher wesentlich häufiger eine CED entwickeln als Nichtraucher.

Auch bakterielle Infektionen können dazu beitragen eine CED zu entwickeln. Man hat beobachtet, dass in vielen Fällen der erste Krankheitsschub unmittelbar nach einer infektiös bedingten Diarrhö auftrat.

Der Verlauf der CED kann von Person zu Person stark variieren. Während die einen nur ab und zu – innerhalb eines sogenannten Schubes - unter ihrer chronischen Erkrankung zu leiden haben, müssen sich andere dauerhaft mit den unangenehmen und teilweise äußerst schmerzhaften Symptomen herumquälen.

Wie der Name „chronisch" schon sagt, sind die CED langwierig und schwer heilbar. Dennoch gibt es mittels verschiedener Medikamente und Therapien die Möglichkeit, auch mit CED ein mehr oder weniger beschwerdearmes Leben zu führen.

Das Medikament der Wahl ist bei akuten Schüben meist Cortison. Dies beinhaltet jedoch eine ganze Reihe an Risiken. Viele Patienten geraten relativ zügig in eine Abhängigkeit. Andere entwickeln gegen die Wirkstoffe eine Resistenz. Und wie so häufig ist die Behandlung mit Cortison lediglich eine Möglichkeit, massive Beschwerden einzudämmen und die überschießende Immunantwort abzuschwächen. Auch die sogenannten Immunsuppressiva, die neben Cortison gerne verabreicht werden, gehen mit starken Nebenwirkungen einher. Hautirritationen, Depressionen und Nierenschädigungen sind einige davon.

Eine Alternative zu Cortison ist Weihrauch. Der indische Weihrauch „Salai Guggal" ist stark entzündungshemmend und wird oft auch als „Cortison der Natur" bezeichnet. Zudem ist Weihrauch wissenschaftlich gut erforscht. Wichtig ist darüber hinaus eine vermehrte Zufuhr von Omega-3-Fettsäuren, da auch diese entzündungshemmend wirken. Hier haben sich die Öle Ω-3-Plus und Ω-3-DHA von Dr. Udo Erasmus bewährt, da sie sehr schonend hergestellt werden und der Omega-3-Anteil bei über 50 Prozent liegt.

Die Patienten sollten auch aus diesem Grund eher Fisch und weniger Fleisch essen. Omega-6-haltige Öle wie Sonnenblumen-, Soja- und Maiskeimöl sollten gemieden werden, da diese entzündungsfördernd wirken.

Chronisch-Entzündliche Darmerkrankungen

Die Flora im Darm wieder aufbauen

Wirksame, aber sanfte Alternativen zur Behandlung chronisch entzündlicher Darmerkrankungen stehen immer mehr im Blickpunkt des Interesses. In diesem Zusammenhang wurden probiotische Keime mehrfach wissenschaftlich untersucht.

Sowohl Colitis ulcerosa als auch Morbus Crohn-Patienten können von einer regelmäßigen Einnahme probiotischer Bakterien immens profitieren. In vielen ärztlichen Praxen werden Probiotika bereits gleichwertig zu den bei CED herkömmlich verschriebenen Arzneimitteln eingesetzt.

Probiotika wirken wie Beruhigungsmittel auf das überschießende Immunsystem. Auch die allgemeine Kräftigung der Darmschleimhaut durch die probiotischen Keime wirkt sich günstig auf den Verlauf chronisch entzündlicher Darmerkrankungen aus, da die Schleimhaut in ihrer Barrierefunktion schädlichen Stoffen gegenüber gestärkt wirkt.

Durch die regelmäßige und dauerhafte Einnahme hoch dosierter probiotischer Nahrungsergänzungsmittel kann der Darmtrakt soweit gekräftigt werden, dass die CED-bedingten Schübe in deutlich geringerer Intensität auftreten. Der Forscher Venturi führte vor rund 10 Jahren eine Anwender-Studie mit Patienten durch, die an Colitis ulcerosa erkrankt waren. Sie bekamen ein Jahr lang eine Mischung von acht verschiedenen Bakterienstämmen: L. Acidophilus, L. bulgaricus, L. plantarum, L. casei, Bif. infantis, Bif. longum, Bif. breve und Streptococcus salivarius. Die Dosierung war mit $5 - 10^{11}$ lebenden Keimen recht hoch. Bei 75 Prozent der Patienten kam es zu einer Remission, d. h. sie wurden wieder gesund.

Probiotika können übrigens nicht nur Symptome mindern, sondern sie können im Zweifelsfall auch dazu beitragen, gar nicht erst eine CED zu entwickeln. Die Gründe hierfür liegen eigentlich auf der Hand: Gute Darmbakterien wirken wie eine Armee gegen schädliche Stoffe und bekämpfen die Verursacher von Infektionen. Sie sorgen dafür, dass sich schädliche Bakterien gar nicht erst in unserem Darm ausbreiten können und können damit auch das Risiko verringern an CED zu erkranken.

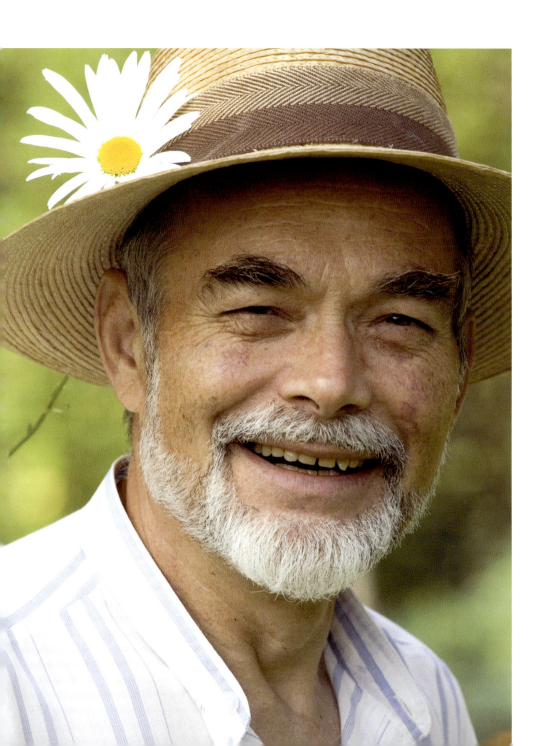

Darmkrebs – ein vermeidbares Schicksal

Darmkrebs zählt zu den häufigsten Krebserkrankungen in den westlichen Ländern. Genetische Faktoren sowie eine ungesunde Lebens- und Ernährungsweise begünstigen die Entstehung dieser Krebsart. Rund 73.000 Menschen in Deutschland erkranken jährlich an Darmkrebs, etwa 27.000 von ihnen sterben daran. Frauen und Männer sind zu etwa gleichen Teilen betroffen. Allerdings tritt Darmkrebs in den meisten Fällen im höheren Lebensalter auf. Die Betroffenen sind meist älter als 60 Jahre.

Im Gegensatz zu vielen anderen Krebsarten wie beispielsweise Lungenkrebs kann Darmkrebs früh genug erkannt, in sehr vielen Fällen eingedämmt werden. Ein früh entdeckter Darmkrebs, der sich noch nicht auf andere Organe ausgebreitet hat, ist heute zu einem hohen Prozentsatz heilbar.

Leider ist der Darmkrebs sehr tückisch und verhält sich lange Zeit extrem ruhig. So kann er sich manchmal über Jahre hinweg im Darm entwickeln, ohne dass er bemerkt wird. Die ersten Symptome, die er verursacht, sind zudem äußerst leicht mit den Anzeichen anderer Krankheiten zu verwechseln. Aus diesem Grund sind Vorsorgeuntersuchungen wichtig und sollten in jedem Fall wahrgenommen werden.

Die Gene sind schuld?

Darmkrebs tritt oft familiär gehäuft auf. Aus diesem Grund gilt erhöhte Wachsamkeit, wenn bei einem Familienmitglied Darmpolypen oder ein bösartiger Tumor gefunden wird. In diesem Fall besteht unter Umständen auch für andere Blutsverwandte ein erhöhtes Risiko, an Darmkrebs zu erkranken. Werfen Sie deshalb einen genauen Blick auf Ihre Familiengeschichte: Wurden bei nahen Verwandten wie Eltern, Großeltern, Tanten oder Geschwistern Darmkrebs oder Darmpolypen festgestellt? Wer diese Frage mit „Ja" beantwortet, muss nun keinesfalls in Panik verfallen. Trotzdem sollte man bei familiärer Vorbelastung besonders genau hinschauen und darauf achten, die Risikofaktoren zu minimieren.

Darmkrebs - ein vermeidbares Schicksal

Der Begriff Darmkrebs bezeichnet einen bösartigen Tumor, der im Dickdarm oder im Mastdarm lokalisiert ist. Er entwickelt sich aus der Darmschleimhaut.

Der Löwenanteil von etwa 90 Prozent der Darmkrebserkrankungen entsteht aus zunächst gutartigen Darmpolypen. Diese Entartung vom Polypen zum Krebs kann etwa zehn Jahre in Anspruch nehmen.

Wie entsteht Darmkrebs?

Der menschliche Körper besteht aus etwa 70 Billionen Zellen, die sich ständig erneuern. Etwa 50 Millionen Körperzellen segnen pro Sekunde das Zeitliche und werden durch dieselbe Anzahl neuer, frischer Zellen ersetzt. Auch die Darmschleimhaut regeneriert sich durch eine ständige Neubildung ihrer Zellen. Im Vorfeld einer Zellteilung müssen alle genetischen Informationen verdoppelt werden, damit die Gene an beide Tochterzellen vollständig weitergegeben werden können. Dieser Vorgang ist äußerst anfällig für Fehler. Aus diesem Grund besitzt unser Körper komplexe Kontrollmechanismen, um die fehlerfreie Weitergabe der Erbinformation zu überwachen und überhaupt erst zu ermöglichen. Aber auch diese Kontrollmechanismen sind nicht perfekt. So kommt es – trotz strenger Kontrolle – ab und an zu Übertragungsfehlern bei der Zellentstehung. Diese Fehler führen zu Veränderungen der Erbinformation, zu sogenannten Mutationen. Auch äußere Faktoren wie Nikotinkonsum, UV-Licht und chemische Substanzen aus Luft und besonders aus der Nahrung, können derartige genetische Veränderungen fördern.

Vor allem Mutationen an Genen, die das Zellwachstum steuern, gelten als kritisch. Treten solche Veränderungen gehäuft auf, gerät die betreffende Zelle außer Kontrolle und ein Krebstumor entsteht.

Die Risikofaktoren für Darmkrebs

Übergewicht, Rauchen, wenig Bewegung, wenig Ballaststoffe, Darmentzündungen und schlechte Fette (Transfette und ein Übermaß an Omega-6-Fetten) sind neben der familiären Komponente die größten Risikofaktoren für die Entstehung von Darmkrebs.

Darmkrebs - ein vermeidbares Schicksal

Dass Rauchen ungesund ist, dürfte mittlerweile jedem bekannt sein. Meist wird der blaue Dunst mit Erkrankungen der Atemwege in Verbindung gebracht. Aber auch das Risiko, an Darmkrebs zu erkranken, steigt mit dem Griff zum Glimmstengel. Raucher haben signifikant mehr Darmpolypen als Nichtraucher. Außerdem entwickeln sich die Polypen, die im Darm von Rauchern gefunden werden, deutlich häufiger zu einem Krebstumor.

Aber auch die Liebhaber der fleischreichen Küche gehören zur gefährdeten Personengruppe. Wer täglich Fleisch – und hier vor allem rotes – verzehrt, lebt mit einem deutlich höheren Darmkrebsrisiko. Wer meint, auf Fleisch keinesfalls verzichten zu können, sollte sich dann wenigstens an Geflügel halten und viel Gemüse dazu verzehren. Gut wäre es auch, zumindest einmal pro Woche die gewohnte Fleischration durch frischen Seefisch zu ersetzen. Dieser ist aufgrund seiner hochwertigen Omega-3-Fettsäuren besonders gesund.

Neben Rauchen und einer fett- und fleischbelasteten Ernährung zählt auch Bewegungsarmut zu den Risikofaktoren. Bewegungsmuffel erkranken deutlich häufiger an bösartigen Darmtumoren als Sportler. Damit ist nicht unbedingt Leistungssport gemeint. Ein täglicher Spaziergang an der frischen Luft hat noch keinem geschadet und sorgt bereits dafür, das Darmkrebsrisiko zu senken.

Probiotika schützen vor Darmkrebs

Mittlerweile gibt es interessante Studien, die vermuten lassen, dass Probiotika eine bedeutsame Rolle in der Prävention von Darmkrebs spielen. Eine japanische Studie beispielsweise zeigte, dass Testpersonen, die täglich Probiotika zu sich nahmen, seltener an einem bösartigen Darmtumor erkrankten, als diejenigen, die auf die Probiotikaeinnahme verzichteten. Doch warum ist das so?

Probiotische Keime stellen bei der Nahrungsverwertung verschiedene wertvolle Fettsäuren und Carbonsäuren her. Diese stimulieren und regulieren die Regeneration der Darmschleimhaut und können von ihr als Energielieferant genutzt werden.

Darmkrebs - ein vermeidbares Schicksal

> **TIPP**
>
> Sehr leckere ballaststoffreiche Lebensmittel sind Kokos- und Erdmandelflocken oder Weizenkeime. Hier genügen rund zwei bis drei Esslöffel, um den täglichen Bedarf zu decken.

Die probiotischen Bakterien hemmen zudem bestimmte Enzyme in unserem Darm, die einen negativen Einfluss auf Zellveränderungen haben können. Außerdem schützen sie unsere Darmschleimhaut vor aggressiven Säuren, die die Zellen der Schleimhaut angreifen und damit die Entwicklung von bösartigen Tumoren auf der Darmschleimhaut begünstigen.

Auch der reichliche Verzehr prebiotischer Nahrungsmittel spielt eine entscheidende Rolle in der Darmkrebsprävention. Zum einen dienen die Prebiotika als Futterquelle für die guten Darmbakterien. Zum anderen sorgen sie dafür, dass die Nahrung nicht zu lange im Darm zwischengelagert wird und schnell weiterwandert. Dadurch können schädliche Stoffe, die mit der Nahrung aufgenommen werden, hier keinen Schaden anrichten. Wichtig sind auch Lebensmittel, die ballaststoffreich sind. Manchmal werden sie auch als Faserstoffe bezeichnet. Sie binden alle möglichen Giftstoffe im Darm und sorgen dafür, dass der Kot nicht zu lange im Darm verweilt. Ballaststoffreiche Lebensmittel sind: echte Vollkornprodukte – viele „Vollkornbrote" sind Mogelpackungen, die mit Zuckercouleur dunkel gefärbt sind – Gemüse und Obst.

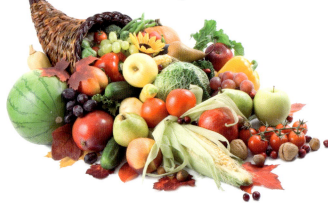

Stuhlformen

Gesund oder krank? Stuhlformen und -farben

Zugegeben. Wenn unser Essen appetitlich angerichtet auf dem Teller liegt, sieht es deutlich ansprechender aus, als das, was wir am nächsten Tag in der Toilettenschüssel vorfinden. Nichtsdestotrotz ist es wichtig, regelmäßig einen Blick auf das zu riskieren, was unser Körper aus der aufgenommenen Nahrung macht. Denn das, was von Schnitzel, Ratatouille und Co. übrig bleibt, gibt uns Aufschluss darüber, ob unsere Verdauungsorgane ordnungsgemäß arbeiten oder ob hier etwas im Argen liegt.

An der Universität in Bristol wurde 1990 eine Klassifizierung der verschiedenen Stuhlformen vorgenommen: die Bristol Stool Scale.

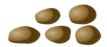

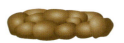

Typ 1
Harte, einzelne Klumpen, ähnlich einer Nuss, schwer auszuscheiden

Typ 2
Ganze Wurst, aber klumpig

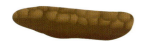

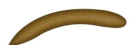

Typ 3 (Normalform)
Wie eine Wurst aber mit rissiger Oberfläche bzw. mit Stückchen an der Oberfläche

Typ 4 (Normalform)
Wie eine Wurst oder Schlange, weich und glatt

Stuhlformen

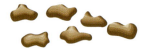

Typ 5
Weiche Haufen mit klaren
Rändern, leicht auszuscheiden

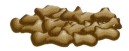

Typ 6
Lockere Stücke mit
ausgefransten Rändern

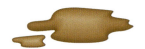

Typ 7
Wässrig, keine Stücke,
ohne feste Bestandteile

Wer häufig die Stuhlformen Typ 3 und 4 in seiner Toilette vorfindet, kann sich glücklich schätzen. Genau so sollte ein perfekter Stuhl aussehen! Typ 1 und 2 hingegen sind das Resultat einer eher trägen Verdauung und die Typen 5 bis 7 stellen Durchfall dar.

Es ist allerdings völlig normal, nicht jeden Tag dieselbe Stuhlform zu „produzieren". Wenn Sie bei sich ab und zu eine Stuhlform beobachten, die nicht der „Norm" entspricht, ist das noch kein Grund zur Beunruhigung. An den meisten Tagen aber, sollte Ihre Stuhlform schon Typ 3 bzw. Typ 4 entsprechen. Sollte dies nicht der Fall sein, ist eine Probiotika-Kur anzuraten. Manchmal führt auch schon eine Ernährungsumstellung (mehr Ballaststoffe etc.) zum gewünschten Resultat. Wer sehr häufig von Durchfällen oder Verstopfung geplagt ist, sollte den Gang zum Arzt nicht scheuen.

Stuhlformen

Auch die Stuhlfarbe kann Aufschluss darüber geben, wie es um die eigene Verdauung bestellt ist. Als normal gelten die Stuhlfarben hell- bis dunkelbraun. Die Farbpalette ist allerdings weitaus größer: Auch grüne, rote, schwarze oder gelbe Verfärbungen des des Stuhls sind möglich. Abweichungen von der normalen Stuhlfarbe können vielfältige Ursachen haben.

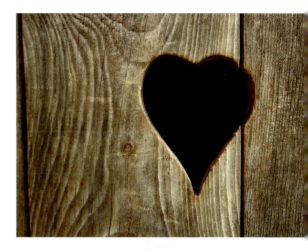

In vielen Fällen sind sie ernährungsbedingt. Beim Konsum vieler Milchprodukte beispielsweise können die Exkremente eine gelbliche Farbe annehmen, beim Verzehr von Spinat hingegen verfärbt sich der Stuhl oft grün. Aber auch die Einnahme bestimmter Medikamente kann eine Verfärbung des Stuhls zur Folge haben, genau wie eine ganze Reihe an Krankheiten.

Verfärbter Stuhl, sollte er mehrmals auftreten, muss unbedingt vom Arzt ab geklärt werden.

Wer Blut im Stuhl findet, sollte auf jeden Fall den Gang zum Arzt antreten, da dies ein Hinweis auf Darmkrebs sein kann.

> „Würden wir gesünder leben, uns mehr bewegen und besser ernähren, könnte die Darmkrebshäufigkeit halbiert werden!"
>
> Dr. Michaela Döll

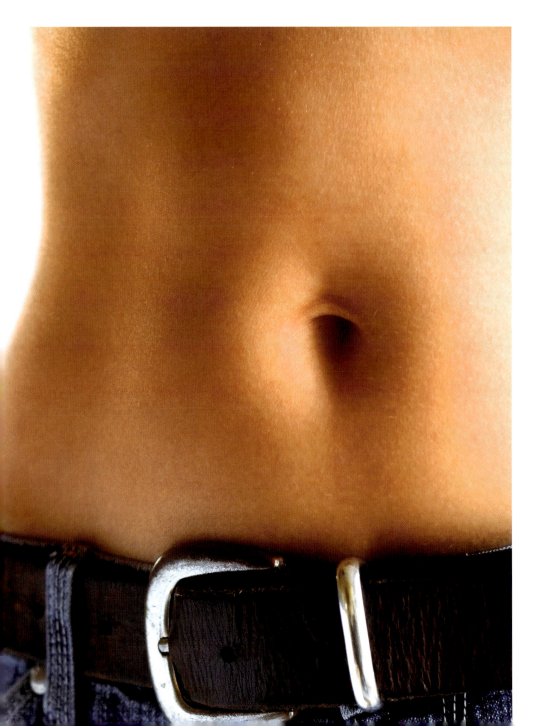

Gutes für den Darm

Der Darm braucht Pflege

Es gibt viele Faktoren, die dafür sorgen, dass die Darmflora aus dem Gleichgewicht kommt: Ein Mangel an Ballaststoffen, ungesunde Ernährung, Medikamenteneinnahmen - vor allem Antibiotika, Kortison und Schmerzmittel - Stress, Konservierungsstoffe, Parasitenbefall, Rauchen und viele weitere Faktoren.

Ein geschwächter Darm kann aber bei der Abwehr keine Stärke zeigen! Sind unsere guten Darmbakterien dezimiert, haben schädliche Stoffe leichtes Spiel. Die Folge ist eine Fehlbesiedlung des Darms, die bei Nichtbehandlung auch chronisch werden kann. Die Auswirkungen einer gestörten Darmflora können leider über Durchfall und Verstopfung hinausgehen. Auch Infektionen, Entzündungen, chronischen Darmerkrankungen, Darmkrebs und Allergien sind Tür und Tor geöffnet.

Viele Therapeuten empfehlen bei Darmproblemen eine Stuhluntersuchung im Labor. Diese kostet zirka 150,- Euro. Leider übernehmen die Krankenkassen diese Kosten nicht.

Bei chronischen Durchfällen, chronischer Verstopfung, Allergien, Asthma oder ständigen Blähungen können Sie sich im Prinzip eine Stuhluntersuchung sparen. Hier weist die Symptomatik in jedem Fall auf eine gestörte Darmflora hin. Das Geld ist besser in hochwertigen Lebensmitteln und in guten Probiotika angelegt, als in einer Stuhluntersuchung.

Die gesunden Bakterien leisten in unserem Darm ganze Arbeit. Seien Sie gut zu Ihrem Darm, dann ist er auch gut zu Ihnen!

Gutes für den Darm

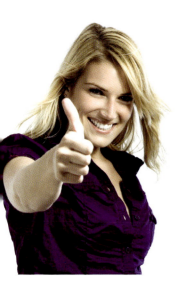

Darmreinigung – Gesundheit und Schönheit kommen von Innen

Schönheit kommt von innen. Tausendfach haben wir diesen Satz schon gehört oder gelesen. Falsch ist er nicht – im Gegenteil. So wie auch unsere Wohnung nach einem ausgiebigen Hausputz in neuem Glanz erstrahlt, so profitiert auch unser Körper von einer Darmreinigung. Äußerlich reinigen wir uns tagtäglich. Doch wie sieht es in uns aus?

Warum Darmreinigung ?

Wenn wir unseren Darm unter einem Vergrößerungsglas betrachten, sehen wir Berge und Täler. In diesen unzähligen Ausbuchtungen können sich bei einer Gesamtoberfläche von über 300 qm viele Kotreste ablagern. Im Laufe der Jahre häufen wir in unseren Darmwänden Kiloweise Schlacken ab. Ein Amerikanischer Chirurg, der viele Leichen seziert hat, fand bei Übergewichtigen bis zu 20 Kilogramm Kotreste im Darm. Dies veranlasste Prof. Ehret zu dem Ausspruch: „Viele Menschen sind wandelnde Jauchegruben".

Die Ablagerungen können unter anderem zu unregelmäßigen Darmbewegungen, also Verstopfung bzw. Durchfall und zu allgemeinem Unwohlsein führen. Parasiten, krankmachende Bakterien und Pilze finden in einem verschlackten Darm optimale Wachstumsbedingungen. Eine Darmreinigung macht in den meisten Fällen wirklich Sinn.

Schon der Dichterfürst Johann Wolfgang von Goethe wusste den Segen einer Darmreinigung zu schätzen. Über ein dutzend Kuren machte er im Traditionskurort Karlsbad, dass damals wie heute für sein gutes, mild abführendes Wasser bekannt war.

Gutes für den Darm

Wie wichtig für Goethe ein guter Stuhlgang zu Gesunderhaltung war, hat er in Gedichtform der Nachwelt hinterlassen:

Ein junger Mensch, ich weiß nicht wie,
Starb einst an Hypochondrie
Und ward denn auch begraben.
Da kam ein Schöner Geist herbei,
Der hatte seinen Stuhlgang frei,
Wie's denn so Leute haben.
Der setzt notdürftig sich auf's Grab
Und legte da sein Häuflein ab,
Beschaute freundlich seinen Dreck,
Ging wohleratmet wieder weg
Und sprach zu sich bedächtiglich:
Der gute Mensch, wie hat er sich verdorben!
Hätt er geschissen so wie ich,
Er wäre nicht gestorben!

Goethe

Allerdings ist eine Darmkur nicht für jeden zu empfehlen. Menschen, die gerade eine Operation oder eine schwere Krankheit hinter sich haben bzw. im Moment krank sind, sollten auf eine Darmreinigung verzichten. Wenn der Darm stark entzündet ist, sollte man zuerst eine Weile entzündungshemmende Naturstoffe wie Weihrauch, OPC, Curcuma, Coenzym Q10, Vitamin C und E, Zink, Selen und Omega-3-Fette nehmen.

Wie wirkt eine Darmreinigung?

Sie kämpfen mit überflüssigen Pfunden? Eine Darmeinigung ist keine Diät, sondern eine Entschlackungskur! Trotzdem ist sie dafür geeignet, wenn man seinem Übergewicht den Kampf ansagen möchte. Dr. F.-X. Mayer war davon überzeugt, dass bei seinen dicken Patienten „mehr Dreck als Speck" im Bauch war.

Da eine Darmreinigung eine Ernährungsumstellung beinhaltet, ist sie bestens dafür geeignet, dauerhaft sein Gewicht zu reduzieren.

Gutes für den Darm

Ein weiterer angenehmer Effekt einer Darmsanierung ist eine deutliche Verbesserung der Hautoberfläche sowie von Haaren und Nägeln. Die Haut erscheint klarer und straffer, Fingernägel und Haare wachsen schneller und kräftiger nach. Nach einer Darmreinigung sehen Sie einfach frischer und gesünder aus!

Mehr Wohlbefinden durch Verzicht? Ein klares „Ja"! Durch die Darmsanierung lässt sich Ihr Wohlbefinden deutlich steigern. Sie können förmlich spüren, wie eine neue, junge Frische in Ihren Körper einzieht. Je mehr sich Ihr Inneres von dem Ballast an Schadstoffen und Schlacken befreit, desto vitaler werden Sie sich fühlen.

Der wichtigste Punkt aber ist eine Regulierung des Immunsystems. Durch die Sanierung Ihres wichtigsten und größten Immunabwehrorgans können Sie selbst viel dazu beitragen, Krankheiten wirkungsvoll vorzubeugen bzw. bereits bestehende Symptome zu mildern.

Formen der Darmreinigung gibt es etliche. Bewährt haben sich vor allem Kräuterkuren, die Mayr-Kur, Einläufe und die Colon-Hydro-Therapie.

Kräuter- Kuren

Der amerikanische Naturarzt Dr. Richard Anderson war wohl der erste, der Kräuterkuren speziell für den Darm entwickelt hat. Er war davon überzeugt, dass die Schichten aus hart gewordenem Schleim und Exkrement-Ablagerungen an der Darmwand die Ursache für 90% aller Erkrankungen sind. Zusammen mit einem Medizinmann zog er sich in die Berge von Arizona zurück. Sie ernährten sich dort über Wochen fast ausschließlich von Kräutern.

„In dieser Zeit schied ich 12 Meter Ablagerungen aus, mein Freund Weiße Krähe achteinhalb Meter. Man fühlt sich danach wirklich unbeschreiblich gut..."

Wochenlang in der Bergen nur von Kräutern zu leben ist natürlich für die meisten Menschen nicht praktikabel. Aus diesem Grund hat Dr. Anderson das „ Clean Me Out – Programm" entwickelt. Über einen Zeitraum von vier Wochen nimmt man täglich Kräuter-Kapseln ein. Diese enthalten u. a. Spitzwegerich, Sauerampfer, Fenchel, Berberitze – alles Kräuter, die darmreinigend wirken. Um die Schlacken zu binden und für die bessere Ausscheidung nimmt man Flohsamenschalen (Psyllium).

Ganz ähnlich funktioniert auch die bekannte Darmreinigung nach Dr. Gray.

„Doch warum teure Kräuterkuren aus Amerika importieren, wenn die meisten Kräuter, die für eine Darmreinigung gebraucht werden, auch bei uns wachsen?", dachte sich ein Heilpraktiker aus dem Allgäu.

So ist die Darmkur Europa entstanden. Gegenüber der Anderson-Kur hat sie noch den Vorteil, dass man keine strengen Ernährungsregeln in dieser Zeit beachten muss.

Die Europa-Kur ist mit Sicherheit eine der effektivsten Darmkuren. Mit äußerst wenig Aufwand kann jeder diese Kur zuhause selbst durchführen. Aufgrund ihrer sehr guten Verträglichkeit wird sie mittlerweile äußerst häufig angewandt und gehört zu den beliebtesten Formen der Darmreinigung.

Die Basis der Europa-Darmkur ist die Kombination aus drei Kräutermischungen: Kräutertabletten, Quellpulver (Psyllium plus Kräuter) und Aufbaunahrung. Diese drei Mixturen bestehen aus schonend getrockneten Kräutern aus biologisch kontrolliertem Anbau bzw. Wildsammlung.

Das Quellpulver und die Kräutertabletten stellen die Reinigungsbestandteile der Kur dar. Sie können individuell verschieden über eine Dauer von ein bis drei Monaten eingenommen werden. Zur Unterstützung der Reinigungswirkung sollte man darauf achten, über den gesamten Zeitraum ausreichend zu trinken.

Die Aufbaunahrung harmonisiert die Darmflora und sorgt dafür, dass sich die guten Darmbakterien besonders wohl fühlen. Die Aufbaunahrung wird nach dem Quellpulver und den Kräutertabletten angewendet und der Körper benötigt eine geringere Flüssigkeitszufuhr als während der Reinigungsphase.

Gutes für den Darm

Wichtig ist, während der Kur auf hochwertiges Trinkwasser zu achten. Auf jeden Fall sollte man kohlensäurehaltiges Wasser vermeiden, da dies die Bindung von Schlacken hemmt. Vor der Kur sollte man unbedingt das dazugehörige Buch lesen.

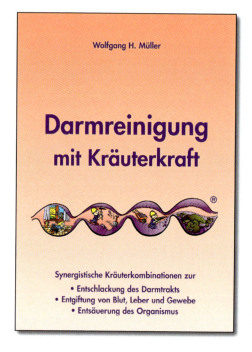

Dieses Buch können Sie bestellen unter Tel. 0 75 29-973 730

Die Mayr-Kur

Die Mayr-Methode baut auf vier Säulen auf: Schonung, Säuberung, Schulung und Substitution.

Schonung bedeutet hier bei die Entlastung und Regeneration der Verdauung durch eine bestimmte Diät. Bei der Säuberung wird der Darm entschlackt durch den morgendlichen Verzehr von Bittersalz.

Während der Schulungsphase werden die Organe „trainiert". In dieser Phase wird beispielsweise das richtige Kauen geübt. Die Substitutionsphase soll einer Mangelernährung vorbeugen.

Gutes für den Darm

Während dieser Zeit werden Semmeln und Milch im Zeitlupentempo gekaut und eingespeichelt. Das langsame Kauen stellt das zentrale Thema der Mayr-Kur dar.

Zur Kur gehört auch Bauchmassage, die täglich durchgeführt wird. Diese sollen die Peristaltik des Darms und die Funktionen von Leber und Bauchspeicheldrüse stimulieren sowie zu einer besseren Atmung führen und den Blut- und Lymphfluss anregen.

Die klassische Mayr-Kur dauert drei Wochen und sollte in Betreuung durch spezialisiertes Fachpersonal in einer Klinik durchgeführt werden.

Einläufe und die Colon-Hydro-Therapie

Schon in alten Hochkulturen der Ägypter, Chinesen und Griechen kannte man die Reinigung des Darmes mit Hilfe von Wasser. Im »Friedensevangelium der Essener«, einem 2000 Jahre alten Text, heißt es: „ *... Darum sucht einen Rankkürbis mit einer Ranke von der Länge eines Mannes, nehmt sein Mark aus und füllt ihn mit Wasser des Flusses, das die Sonne erwärmte. Hängt ihn an den Ast eines Baumes, kniet auf dem Boden und führt das Ende der Ranke in euer Hinterteil ein, damit das Wasser durch all eure Eingeweide fließen kann... Lasst das Wasser dann aus eurem Körper fließen, damit es aus dem Inneren alle unreinen und stinkenden Stoffe wegspült.“*

Heutzutage braucht man für Einläufe keinen Kürbis mehr. Sie bekommen in jeder Apotheke für rund 20 Euro ein Einlaufgerät, auch Irrigator genannt.

Bei Fastenkuren sind Einläufe ein absolutes Muss, um eine Rückresorption der Toxine zu verhindern. Ein Einlauf mag zwar antiquiert erscheinen, er ist aber die schnellste, einfachste und schonendste Methode, um den Dickdarm von Altlasten zu befreien. Machen Sie auch mal einen Einlauf, wenn Sie das nächste Mal Grippe bekommen. Sie werden begeistert sein, wie schnell es Ihnen besser geht!

Der einfache Einlauf hat nur einen Nachteil: Man erreicht damit meist nur den unteren Abschnitt des Dickdarmes.

Gutes für den Darm

Mit der Colon-Hydro-Therapie ist es möglich den gesamten Dickdarm regelrecht durchzuspülen. Allerdings muss man dazu einen Heilpraktiker oder Arzt aufsuchen, der ein entsprechendes Gerät besitzt. Die Anschaffungskosten für ein solches Gerät liegen bei rund 10.000 Euro.

Die Colon-Hydro-Therapie stellt eine Weiterentwicklung der sogenannten subaqualen Darmbäder dar, die um 1912 von Anton Brosch entwickelt wurden. Anton Brosch arbeitete am Wiener Garnisonsspital und forschte über die möglichen Zusammenhänge von Darmrückständen und verschiedenen Todesursachen. Er fand Zusammenhänge zwischen Fehlernährung, chronischer Verstopfung und daraus resultierenden anderen Erkrankungen.

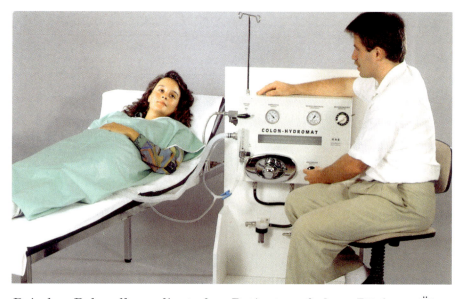

Bei der Behandlung liegt der Patient auf dem Rücken. Über einen Schlauch werden etwa zehn Liter Wasser ohne Druck in den Darm geleitet, wobei die Temperatur abwechselnd 21 und 41 Grad Celsius beträgt. Dieser Temperaturwechsel wirkt sich positiv auf die Darmtätigkeit aus. Währenddessen wird die Bauchdecke leicht massiert, was ebenfalls die Peristaltik, also das Zusammenziehen und Ausdehnen der Darmmuskulatur fördert.

Gutes für den Darm

Mit Hilfe der Darmspülung wird der Darm vor allem von älteren Kotresten gereinigt. Außerdem können auch schädliche Bakterien, Parasiten und Pilznester ausgespült werden. Man kann dabei selbst über ein Sichtfenster verfolgen, was für ein Dreck aus dem Körper gespült wird. Bei der Colon-Hydro-Therapie werden Kotreste aus dem Darm gelöst, die teilweise seit Jahren im Darm festsitzen. Man kann sich gut vorstellen, wie das ideale Brutstätten für alle Arten von Krankheitserregern waren.

Empfohlen wird meist eine Behandlungsserie von rund zehn Einzelsitzungen, die jeweils eine Stunde dauern. Die Kosten liegen bei ca. 100 Euro pro Behandlung. Leider tragen die gesetzlichen Krankenkassen die Kosten nicht. Schade, denn durch Darmreinigungen und anschließendem Darmaufbau mit guten Probiotika ließen sich vermutlich viele Milliarden Euro in unserem Krankheitswesen einsparen.

Die preiswerteste und zugleich gründlichste Darmreinigung ist sicherlich jene mit Hilfe von Kräutern. Hier haben sie auch noch den Vorteil, dass auch der Dünndarm gereinigt wird, was mit der Colon-Hydro-Therapie nicht möglich ist.

Bei allen Formen der Darmreinigung wird danach ein Aufbau der Darmflora mit den wichtigen Bifido- und Lactobakterien empfohlen.

Wir sehen also, es sind in der Regel mehrere Schritte notwendig, um die Darmgesundheit wiederherzustellen. Darmreinigung, Ernährungsumstellung und Aufbau der Darmflora sind am wichtigsten. Doch die Mühe, der Zeitaufwand und auch die Investition in Ihre Gesundheit lohnen sich!

Wenn Ihr wichtigstes Immunorgan wieder in Ordnung ist, werden Sie eine Vitalität verspüren, die Sie nicht mehr für möglich hielten.
Gesunder Darm - Gesunder Mensch!

Literatur

Joachim B. Vollmer
Der Darm - Basis der Gesundheit
1994, Friedrich Kaiser Verlag, Lindau/ Bodensee

Elisabeth Lange
Gesundheit für den Darm
2006, Südwest Verlag, München

Wolfgang Spiller
Dein Darm - Wurzel der Lebenskraft
1995, Waldthausen Verlag, Ritterhude

Dr. med. Loebert
Gesunder Darm – gesunder Mensch
2004, Gondrom Verlag GmbH, Bindlach

Gerhard Leibold
Wellness durch intakte Darmflora
6. Auflage, 2008, Oesch Verlag, Zürich

Dr. Michaela Döll
Darmgesund mit Probiotika - Keime, die es in sich haben
2007, F.A. Herbig Verlagsbuchhandlung GmbH, München

Jürgen Schulze, Ulrich Sonnenborn, Tobias Ölschläger, W. Kruis
Probiotika - Mikroökologie, Mikrobiologie, Qualität, Sicherheit und gesundheitliche Effekte
2008, Hippokrates Verlag in MVS Medizinverlage Stuttgart GmbH & Co. KG, Stuttgart

Prof. Dr. Michael Hamm
Biostoffe für den Darm: Pre- und Probiotika
2000, Mosaik Verlag München

Dr. med. Renate Collier
Wie neugeboren durch Darmreinigung
1995, Gräfe und Unzer Verlag GmbH, München

Sigi Nesterenko
Leaky Gut – der durchlässige Darm
www.gesundheits-ebooks.de

Elke Müller-Mees
Pilzerkrankungen -
Diagnose, Erscheinungsbild und natürliche Behandlung
1995, Droemersche Verlagsanstalt, TH. Knaur Nachf., München

Ekkehard Sirian Scheller
Candidalismus - Getarnte Pilze und Parasiten im Blut
EU Umweltakademie GmbH, Abteilung Verlag, Rosenheim

Wolfgang H. Müller
Darmreinigung mit Kräuterkraft
2007, 14. stark erweiterte Auflage, Gesundheits-Verlag, Scheidegg

Thilo Schleip, Dr. med. Gabi Hoffbauer
Reizdarm - Was wirklich dahinter steckt
2001 Gräfe und Unzer Verlag GmbH, München, 8. Auflage 2007

Bildnachweis:
Fotos soweit nicht anders bezeichnet www.fotolia.de

Über die Autoren:

Reiner Schmid lebt und arbeitet als Gesundheitsberater am Ammersee. Er ist Autor von sieben Gesundheitsbüchern, darunter Bestseller wie »Weizengrassaft - Medizin für ein neues Zeitalter«, »Zuhause selber keimen« und »Ölwechsel für Ihren Körper!«.

Katharina Sonnleitner arbeitet als Medizinjournalistin in München.

Bezugsquellen:

Kanne Brottrunk erhalten Sie in Drogerien und Reformhäusern.

Die Probiotika von Dr. Udo Erasmus und Colon Vital erhalten Sie in Apotheken oder im Direktversand bei:

Quintessence Naturprodukte, 88267 Vogt, Tel. 0 75 29/ 97 37 30

Vitalpur, 10589 Berlin, Tel. 0 30 / 34 90 20 72

Puravita Naturwaren, 82266 Inning, Tel. 0 81 43 / 95 95 01

Heilpraktiker und Ärzte, welche eine Colon-Hydro-Therapie durchführen, erfahren Sie unter: www.therapeuten.de

Alm L, Humble D, Ryd-Kjellen E, Setterberg G (1983) The effect of acidophilus milk in the treatment of constipation in hospitalised geriatric patients. Symposia of Swedish Nutrition Foundation xv, 131-138.

Anderson ADG, McNaught CE, Jain PK, MacFie J. 2004. Randomised clinical trial of synbiotic therapy in elective surgical patients. Gut, 53, 241-245.

Benno Y, Mitsuoka T. Impact of Bifidobacterium longum on human fecal microflora. Microbiol Immunol. 1992;36(7):683-94.

Bielanski W, Ziemniak W, Plonka M, et al. Improvement of anti-Helicobacter pylori therapy by the use of commercially available probiotics. Presented at the European Helicobacter Study Group, XV International Workshop, Athens, Greece, Sept. 11-14, 2002, Gut 51, Sept. 2002, suppl. 11, A98.

Brink M, Todorov SD, Martin JH, Senekal M, Dicks LM. The effect of prebiotics on production of antimicrobial compounds, resistance to growth at low pH and in the presence of bile, and adhesion of probiotic cells to intestinal mucus. J Appl Microbiol. 2006 Apr;100(4):813-20.

Bruzzese E, Canani RB, De Marco G, Guarino A. Microflora in inflammatory bowel diseases: a pediatric perspective. J Clin Gastroenterol. 2004 Jul;38(6 Suppl):S91-3.

Cummings JH, Bingham SA, Heaton KW, Eastwood MA.. Fecal weight, colon cancer risk, and dietary intake of nonstarch polysaccharides (dietary fiber). Gastroenterology. 1992 Dec;103(6):1783-9. Gastroenterol 1992; 103:1783-9.

Dunn, S. R., M. L. Simenhoff, K. E. Ahmed, W. J. Gaughan, B. O. Eltayeb, M.-E. D. Fitzpatrick, S. M. Emery, J. W. Ayres, and K. E. Holt. 1998. Effect of oral administration of freeze-dried Lactobacillus acidophilus on small bowel bacterial overgrowth in patients with end stage kidney disease: reducing uremic toxins and improving nutrition. Int. Dairy J. 8:545-553.

Fooks, LJ, Fuller, R, Gibson, GR (1999). Prebiotics, Probiotics and Human Gut Microbiology. International Dairy Journal 9, 53-61.

Goldin, B. R., L. Swenson, J. Dwyer, M. Sexton, and S. L. Gorbach. 1980. Effect of diet and Lactobacillus acidophilus supplements on human fecal bacterial enzymes. J. Natl. Cancer Instit. 64:255-261.

Goldin, B. R. and S. L. Gorbach. 1984. The effect of oral administration of Lactobacillus and antibiotics on intestinal bacterial activity and chemical induction of large bowel tumors. Dev. Indus. Microbiol. 25:139-150.

Jain PK, McNaught CE, Anderson ADG, MacFie J, Mitchell CJ. 2004. Influence of synbiotic containing Lactobacillus acidophilus La5, Bifidobacterium lactic Bb12, Streptococcus thermophilus, Lactobacillus bulgaricus and oligofructose on gut barrier function and sepsis in critically ill patients: a randomised controlled trial. Clinical Nutrition 23; 467-475.

Goossens DA, Jonkers DM, Russel MG, Stobberingh EE, Stockbrugger RW. The effect of a probiotic drink with Lactobacillus plantarum 299v on the bacterial composition in faeces and mucosal biopsies of rectum and ascending colon. Aliment Pharmacol Ther. 2006 Jan 15;23(2):255-63.

Haskey N, Dahl W. Synbiotic therapy: A promising new adjunctive therapy for ulcerative colitis. Nutrition review 2006, 64(3): 132-138.

Haskey, N. and Dahl, W. Synbiotic therapy: A promising new adjunctive therapy for ulcerative colitis. Nutrition review 2006, Vol 64 (3): 132-138.

Honma N. On effect of lactic acid bacteria, Clinical effects. Part II. New Medicines and Clinics 36 (1): 75 (1987).

Hopkins MJ, Sharp R, MacFarlane GT. Age and disease related changes in intestinal bacterial populations assessed by cell culture, 16S rRNA abundance, and community cellular fatty acid profiles. Gut 2001; 48: 198-205.

Kanamori, Y., et al. Combination therapy with Bifidobacterium breve, Lactobacillus casei, and gakactooligosaccharides dramatically improved the intestinal function in a girl with short bowel syndrome: A novel synbiotics therapy for intestinal failure. Digestive Diseases and Science 46: 2010-2016 (2001).

Kim H. S., and S. E. Gilliland. 1983. Lactobacillus acidophilus as a dietary adjunct for milk to aid lactose digestion in humans. J. Dairy Sci. 66:959-966.

Kitajima, H., et al. Early administration of Bifidobacterium breve to preterm infants: randomised controlled trial. Arch Dis Child Fetal Neonatal Ed. 76(2): F101-7. (1997).

Laake KO, Line PD, Aabakken L, Løtveit T, Bakka A, Eide J, Røseth A, Grzyb K, Bjørneklett A, Vatn MH. 2003. Assessment of Mucosal inflammation and circulation in response to probiotics in patients operated with ileal pouch anal anastomosis for ulcerative colitis. Scand J Gastroenterol.: 4; 409-414.

Madden JAJ, Plummer SF, Tang J, Garaiova I, Plummer NT, Herbison M, Hunter JO, Shimada T, Cheng L, Shirakawa T. Effect of probiotics on preventing disruption of the intestinal microflora following antibiotic therapy: A double blind, placebo controlled pilot study. International Immunopharmacology 2005; 5: 1091-1097.

Malinen E, Matto J, Salmitie M, Alander M, Saarela M, Palva A. PCR-ELISA II: Analysis of Bifidobacterium populations in human faecal samples from a consumption trial with Bifidobacterium lactis Bb-12 and a galacto-oligosaccharide preparation. Syst Appl Microbiol. 2002 Aug;25(2):249-58. Erratum in: Syst Appl Microbiol. 2003 Mar;26(1):154-5.

Tlaskal, P, Michkova, E, Klayarova, H, Jerabkova, L, Nevoral, J, Balackova, J, Tejnekka, Valtrova, V, Simandlova, M and L Kejvalova. Lactobacillus acidophilus in the treatment of children with gastrointestinal tract illness. Cesko-Slovenska Pediatrie 1995, vol 51: 615-619.

Studien

Martin R., Olivares M., Marin ML., Fernandez L., Xaus J., Rodriguez JM. Probiotic potential of three lactobacilli strains isolated from human breast milk. J. Hum. Lactation. 21: 8-17. 2005.

Numata K (1973) Clinical effect of a high concentrate Lactobacilli preparation on chronic constipation. The Clinical Report 7, 1856-1857.

Oozeer R, Leplingard A, Mater DD, Mogenet A, Michelin R, Seksek I, Marteau P, Dore J, Bresson JL, Corthier G. Survival of Lactobacillus casei in the human digestive tract after consumption of fermented milk. Appl Environ Microbiol. 2006 Aug;72(8):5615-7.

Rasic, JL, Kurmann, JA (1983). Bifidobacteria and their Role. Microbiological, Nutritional-Physiological, Medical and Technological Aspects and Bibliography. Experientia Suppl. 39, 1-295.

Rink, DJ et al. (1998). Consumption of exogenous L. acidophilus does alter fecal lactobacilli levels. Study of the University of Minnesota, USA.

Saavedra JM, Bauman NA, Oung I, Perman JA, Yolken RH. Feeding of Bifidobacterium bifidum and Streptococcus thermophilus to infants in hospital for prevention of diarrhoea and shedding of rotavirus. Lancet. 1994 Oct 15;344(8929):1046-9.

Sheu BS, J Wu, CY Lo, HW Wu, JH Chen, YS Lin & MD Lin. 2002. Impact of supplement with Lactobacillus- and Bifidobacterium-containing yoghurt on triple therapy for Helicobacter pylori eradication. Aliment. Pharmacol. Ther. 16, 1669-1675.

Shin, HS et al. (2000). Growth and viability of commercial Bifidobacterium ssp. in skim milk containing Oligosacchaides and Inulin. J. Food Science 65 (5), 884-887.

Sugawara G, et al (2006); "Perioperative symbiotic treatment to prevent postoperative infectious complications in biliary cancer surgery-A randomized controlled trial", Annals of surgery 244 (5), 706-14.

Takano, K. et al Effect of intestinal bacteria on the secretory immunological competence of the digestive tract. Pediatrics, 27, 1081-1086 (1986).

Tanaka, R. et al. Research relating to the implantation of Bifidobacterium - Administration effects of B.bifidum 4007 and B.breve 4006 in infants and adults Clinical Pediatrics, 33, 2483-2492 (1980).

Tanaka, R. et al Effect of Bifidobacterium preparation administration on antibiotic-associated intractable diarrhea. Tomotari Mitsuoka (editor), Intestinal flora and infection, p. 43-64, Japan Scientific Societies Press (1986).

Tejada-Simon, MW et al. (1999). Ingestion of yogurt containing L. acidophilus and Bifidobacterium to potentiate IgA responses to cholera toxin in mice. J. Dairy Science 82. 649-660.

Yamamoto, T., Effect of lactic acid bacteria on intestinal putrefactive substance producing bacteria of human source. Basics and Clinics 20 (14): 20 (1986).